臨床中醫藥 02 (LC02)

中西醫結合藥性論
～從中醫談西藥

臺北市立聯合醫院藥劑部中藥組 組主任
臺北醫學大學生藥學研究所 助理教授
中國醫藥大學藥學系 助理教授

吳宗修 博士 編著

文興印刷事業有限公司
Published by Wenhsin Print

作者序

　　西藥在臨床上固然快速有效，但往往副作用另人難以忍受，為什麼大多數的病人都有固定的副作用或不良反應？這些副作用乃是證的一種表現，以西藥來看，臨床上降血壓藥ACEI類常見的副作用為乾咳，若用西藥止咳劑來治療其乾咳副作用是沒有效的。故知其藥性為燥性之藥，日本津村順天堂以 Bakumondo-to 也就是我們所說的麥門冬湯來減低乾咳副作用發現效果不錯，另筆者在台大醫院緩和醫療病房對有使用嗎啡的癌末病人給予麥門冬湯做成的藥膳米漿來預防嗎啡所引起的呼吸抑制作用亦有不錯的效果，其乃嗎啡具便秘及強烈的中樞抑制作用，亦為燥性之藥，用在肺癌患者之止痛是非常危險的，但疼痛時又不得不用，此"一藥一主證"恰好可被麥門冬湯給克服，同樣的情形也可用在抗組織胺及抗膽鹼性的西藥上，感冒時這些西藥一定會用得到，為了解決鼻塞、過敏及腸胃等問題必需服用這些藥物，但這些西藥之藥性極燥，病人解除了症狀的問題反而又多了眼乾和口乾及便秘的問題，根據筆者的"一藥一主證"的理論給予麥門冬湯，除了症的問題解決之外，證的問題也解決了，筆者認為這才是中西藥學結合的概念。目前筆者除第一本著作"科學中醫"外，已嘗試將所有西藥依其副作用及不良反應而歸納出藥性，所以所有的西藥也和中藥一樣都有性味及歸經，故在此提出"中西醫結合藥性論"除可和各位先進交流外，也希望在未來各位中西醫師及藥師能給予指導並共同討論。

　　初次學過中西醫結合者可能會認為筆者的"一藥一主證"非常的特別、新奇；其實筆者的"一藥一主證"理論並無何新奇之處，但筆者認為確是學習中西醫藥者所需具備的基本概念。筆者才疏學淺僅能將目前常用所有的藥物從機轉及副作用推出其可能的藥性，但此非筆者一人之力可以完成，還需中醫、西醫及藥學前輩及各位同好們共同研討。本人在這裏丟出一個概念，讓大家有一個共同的討論的話題，或許從這樣的研討能提升彼此的專業程度！

　　筆者認為目前中西醫的整合也整合得怪怪的，同藥不同觀，理論背景差異非常的大，不只是不同觀的問題，傳統醫藥被使用了數千年，其間經過不斷的闡試及修改，才有今日的中藥。而西藥最久的歷史最久的也不過一兩百年，怎知再過一兩百年後若同一藥又有新機轉或新的副作用被發現，是否藥性會因此又有改變？這也就是為何醫者不太敢用西藥，也不願了解西藥的地方，外加我們的中西醫教育原本就是二分教學法，讀中醫者怎會有意願去了解西藥的藥性呢！但並非不了解西藥，西藥就不存在，這一點正是值得我們要思考的，我們目前的中醫藥政策是不斷的要把中藥推向國際，不斷的從中藥中分離出新成份開發新藥，原中藥的效能已不被大家所重視，中藥運用愈來愈少，新藥種類愈來愈多，或許再過不了多久不要說單方，說不定方劑這個名詞都會消失不見了。現有西藥中大約收載千種以上，若將這些西藥的藥性訂出，這些較常用西藥若使之變成中藥，那麼就能增加千種以上的中藥，且為常用中藥。而目前的常用中藥僅 300-500 種。這種由西藥變成的中藥，大多其組成化合物清楚且藥性明確。這樣，中藥藥源就更為廣闊了。

　　筆者最常舉的例子就是中藥的"藥對"，從古人的經驗就知道甘草和茯苓是最常放在一起的 " 藥對 "(如四君子湯、香砂六君子湯、八珍湯、歸脾湯等)，依目前的所知的中藥藥理來看的確是有其道理的，甘草含甘草甜素 (glycyrrhizin) 有腎上腺素皮質類似作用，所以類固醇有的副作用甘草都有。(除了腸胃之外 , 因另含黃酮類成份反而對胃液分泌有抑制作用，有鎮痙，潰瘍修復作用。) 如鈉水滯留及鉀流失等。但茯苓具有利水滲濕且能提高血鉀，併用的話反而把水腫和鉀離子的問題給解決了。且同樣都對腸胃的功能有提升的作用，主作用提升，副作用減少，真是不錯的 " 藥對 " 啊！

其實西藥也是有一樣 " 藥對 " 的觀念，在古人的自然法則中火有向上燒的特性 (升)，水有往下流的特性 (降)，故西藥偏交感作用或副交感阻斷的藥物大都為升性藥物 (臉紅、頭痛)，偏副交感作用或交感阻斷的藥物大都為降性藥物 (水份分泌過多，如水腫等)。臨床上心血管科的醫師用來治療或預防心肌梗塞或心絞痛都會用硝化甘油 Nitroglycerin，其副作用為臉部潮紅、頭痛、頭部陣陣發脹、頭皮發熱感等，(火往上燒的特性，主升)，醫師為了預防此副作用常會用另一心血管且同時可緩解偏頭痛藥物 Inderal (Propranolol)。其主要副作用，如心跳徐緩、四肢冰冷、腹瀉、倦怠和肌肉疲勞、四肢水腫等，(副交感或交感阻斷 -- 水往下流的特性，主降)，如此一升一降；顏面潮紅、偏頭痛的和四肢水腫的副作用皆恰好抵消。西醫以他們的臨床經驗運用藥物的配伍來減少副作用的產生，且對主治療效 (狹心症) 也有幫助，他們雖不知中醫 " 藥對 " 的理論，但無形中也運用了 "藥對" 的概念，這也是西藥 " 藥對 " 的另一佐證，不過筆者認為其完整性還是不夠，因這兩種藥雖互為 "藥對"，但還無法成方。以致臨床上有些問題還是無法解決。理由是這兩種藥物皆可從肝代謝，併用時可能會加強肝臟方面的負擔，這一點西醫可能就無法解決這一難題。若我們能運用中西藥各自的優勢，(因西藥保肝成份並不多) 能選擇保肝且去除頭目風熱的中藥來對應此兩種西藥肝損傷的副作用，是不是對病人更有幫助呢?(註:不過在這之前先要考慮並排除中西藥間的交互作用的問題)。

將西藥歸納出傳統中藥的基本內容，主要有下列幾項深遠的意義。第一， 能豐富和發展中藥學，使得中藥品種增加。第二，豐富和發展西藥學。在使用時就可從中西兩種醫藥學理論考慮其應用，提升使用的針對性。第三，促進西醫學的豐富和發展。西藥臨床用藥也應考慮中醫藥學的理論和相關內容，可使一些不良回應得以減輕或避免，如虛寒証的細菌感染，就應考慮選用熱性抑菌藥或輔以熱性藥物。第四，一藥一主證新觀念將可促進中西藥學的結合與統一，產生新型的醫藥學。

　　個人認為 " 醫可分中西，但藥是不能分中西的 "。尤其我們生長在中西藥充斥的環境中，在過去歷代的醫書中都沒有如此的經驗，記得在李時珍所著的本草綱目中也嘗試著把外來藥訂出性味歸經變成中藥，但當時的外來藥也不過數十種；而今日外來藥多達數千種之多，相信我們有數萬、數千、數百位的優秀中西醫師及藥師若能運用各自不同的專業，經由各位同道的力量絕對是可以開創另一個中醫藥的新時代的。

臺北市立聯合醫院藥劑部中藥組組主任

臺北醫學大學生藥學研究所助理教授

中國醫藥大學藥學系助理教授

E-mail: kingkampo@gmail.com　吳宗修 博士

2018.08.10

張副校長推薦序

　　中藥和西藥是相對而言，從產地，絕大多數中藥，主要是出產於中國。中藥的認識和使用是以中醫理論為基礎，具有獨特的理論體系及臨床應用方式。古代本草書籍所載中藥已逾 3,000 種，目前經整理到達 12,800 餘種。中藥的藥性有四氣 (寒、涼、溫、熱) 五味 (酸、苦、甘、辛、鹹)，升降浮沉及臟腑經絡歸經等為中藥理論的重要組織部份。在應用時必須結合起來，全面分析，正確應用於臨床用藥的方劑。

　　中外藥材的交流在漢初即開始，以後逐漸增加，通過「絲綢之路」而往來。西元前 113 年漢武帝派張騫出使西域，《史記》記載「得其而還，種之，中國始有」。而中國地道高品質藥材如大黃等，也傳到歐洲。唐代義淨和尚於 671 年由海路去印度，住 25 年，作《三藏印度記》，該書提到印度本草所栽藥材有阿魏、豆蔻、龍腦、丁香等，以後也傳入中國使用。明李時珍所著《本草綱目》曾嘗試把外來藥材訂出性味、歸經納入中藥，當時外來藥不過數十種，如今外來藥多達數千種。全世界藥品市場每年總產值超過 4,000 億美元。

　　對於西藥，是否可用中藥的理論去看，這是很大的挑戰。很敬佩吳宗修博士，出於醫藥世家，就讀中國醫藥大學藥學系兼學中西藥 (五年制)，經考試院藥師甄試及格，獲衛生署藥師資格。再前往攻讀台北醫學大學生藥學研究所碩士及藥學研究所藥學博士。經多年藥學臨床及研究豐富經驗及心得，先寫出《科學中醫》一書，嘗試中西醫結合，以傳統中醫學和現代生理學，以圖形及表格方式配合文字解說，如今出版《中西醫結合藥性論》，以中醫藥理論基礎，導入西藥藥性概念，提出一藥一主證的中西結合藥性學說，將西藥歸納出傳統中藥基本理論，促進西藥學的豐富發展，使西藥臨床用藥也可考慮中醫藥學的理論及臨床用藥，減少或避免不良反應，更進一步中西藥學的結合，產生新型中西藥學的新藥學。

　　中醫、西醫、中藥、西藥、服務的對象，都是人類。促進人類健康與福祉。生活在現代，無論中醫師、西醫師、藥師都要互相瞭解，若醫師互相間不作「中西醫認識」或「中西醫結合」，反而讓我們的病患自己追求「中西醫藥結合」。美國哈佛大學埃森伯格教授 (Prof. David M. Eisenberg) 在 1991 年曾作美國醫療大調查，發現美國人除接受常規醫療外，尚使用傳統醫學，竟然有 36% 使用，只有 1/3 告訴醫師，以致美國國會要求國家衛生研究院 (NIH) 從事傳統醫學研究。1992 年美國國家衛生研究院即成立「另類醫學辦公室」(Office of Alternative Medicine)，當年提供 200 萬美元研究經費，或許當時想法，只要 3-5 年即可結束研究，未料 1998 年再度調查，接受傳統醫學的人口增加至 42%，以致從「另類醫學辦公室」擴大為「國家補充及另類醫學中心」(National Center for Complementary and Alternative Medicine)(NCCAM)，在 2005 年研究經費增至 1 億 2 千 3 百萬美元，美國醫學院及醫學中心紛紛成立研究傳統醫學中心，甚至「結合醫學中心」(Integrative Medical Center)。世界衛生組織 (WHO) 在 1993 年表示要實現「公元 2000 年人人享有醫療保健」為目標，為達成此目標，認為更需要傳統醫學協助，因此世界衛生組織順應潮流，積極有遠見地支持和推動傳統醫學。世界衛生組織在 2002 年發表《2002-2005 年世界衛生組統傳統醫學策略》(WHO Traditional Medicine Strategy 2002 ～ 2005)，在 2007 年發表《WHO 傳統醫學國際標準術語》(WHO International Standard Terminologies on Traditional Medicine) 有 3,543 個傳統醫學術語，在 2008 年發表《WHO 國際針灸標準穴位》(WHO Standard Acupuncture Point Locations)。傳統醫學我們自己要發展，甚至發揚光大，以致我們應互相雙方交流學習，而不是「禮失，求之於野」。

　　阿斯匹林 (Aspirin) 及毛地黃 (Digoxin) 原是植物藥，以後才發展為合成化學藥，阿斯匹林在張錫鈍 (1860-1933)《醫學衷中參西錄》(1934年)(30卷) 即有描述，「性涼而能外散，善退外感之感，初得外感風熱，服之出涼汗即癒」。吳博士今在書中說明阿斯匹林「西藥藥理」，效能、藥理作用及副作用，再加上「中藥性能觀點」，說明阿斯匹林為「清熱解表劑」，八綱辨證適用為「表證」、「熱證」及「實證」。阿斯匹林性味是性涼、味酸，辛，升散作用。歸經是肺經、脾經。強心劑毛地黃以「中藥性能觀點」為「溫陽利水」，八網辨證適用「裏證」、「寒證」及「虛證」，性味是性熱，味辛苦，有毒。降散作用，歸經為：心、肝、脾、肺、腎。注意事項，本藥驅五臟之陰邪，性大熱。不得與性熱之鈣劑同時使用。藥品強調安全與療效，中文的造字，「藥」字，是「草」加上「樂」，即是強調「療效」(Efficacy)，而簡體字「药」字，為「草」加上「约」，即約束，要求「安全」（Safety）。

　　雖然「醫師法」第一條，只有「醫師」一種，但第二、三條，即有中醫師，西醫師之分。而「藥師」，只有一種，而且要掌理中藥與西藥製劑之製造、供應及調劑等，但面臨「藥物」及「病患」，應思考「西藥」的效能、藥理作用及副作用，同時也應會知道「中藥」的性能，去思考四氣、五味、升降浮沉及臟腑經絡歸經。吳博士前瞻寫出《中西醫結合藥性論》，令人敬佩，樂為之序。

中國醫藥大學教授暨副校長

張永賢

2008.01.15 藥師節

目 錄

凡 例

1. 本書係收錄目前最常用的西藥以筆者所著的《醫學中西匯通》為理論基礎。依其八綱辨證，性味歸經，並以陰陽五行學說；用臟腑、經絡、衛氣營血、三焦等表示機體的功能部位。另加入西藥藥理觀點以做對照，本書尤其重視副作用(轉經證)，即一藥一主證的觀念，併依其轉經證型加入對證方劑，作以圖解。

2. 本書分總論及各論兩部份。總論係說明如何訂出西藥藥性之原則與方法。各論則將藥物學內容依其系統分成八個章節，並加附錄。

3. 請各位中西醫同道預先了解筆者總論中如何判斷西藥藥性之原則與方法。若為初學者無法將中醫理論與分子生物學、生理學相結合者，宜先閱讀筆者先前所著《醫學中西匯通》一書，將其中西醫科學原理融會貫通後，再閱讀此書更能有所收獲。

4. 各論之分類，概依其藥物學內容而分，即第一章抗微生物用藥，第二章循環系統用藥，第三章內分泌系統用藥，第四章消化系統用藥，第五章呼吸系統用藥，第六章神經系統用藥，第七章精神用藥，第八章維生素及電解質藥物等。

5. 各論各項藥物之說明均以八綱辨證，性味，歸經，中藥藥性觀點，西藥藥理觀點及圖解一藥一主證為順序。

6. 各論各項藥物名稱若有原成分英文名者以括號標示，另每一藥物說明之前除八綱辨證，性味，歸經外尚有：

   A. 中藥藥性觀點：運用方法，適用範圍，注意事項。

   　　a. 運用方法：乃此藥依中醫藥學術語表述藥物的功效。

   　　b. 適用範圍：即係適應證，臨床運用時所能治療之症候。

   　　c. 注意事項：附加之說明。

   B. 西藥藥理觀點：效能，藥理作用，副作用(轉經證)。

   　　a. 效能：此藥之生物活性則以現代科學的指標和術語表達。

   　　b. 藥理作用：藥物作用原理及其機轉。

   　　c. 副作用(轉經證)：即此藥之不良反應之症狀所導致的中醫證型。

   C. 圖解某劑之一藥一主證：轉經證，週後證型。

a. 轉經證：即服西藥三天後出現不良反應之症狀所導致的中醫證型。

b. 週後證型：服藥一週後產生之證型。

c. 對證方劑：依據轉經證型找出一代表性的適當方劑。

D. 圖例：

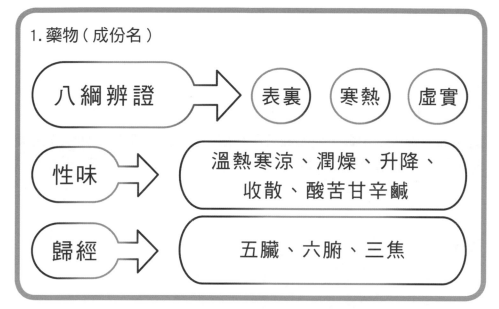

西藥之性味歸經特點：

（一）有性無味：傳統的中藥學是性味並重的，而西藥則重性而輕味。

（二）重臟輕腑：現代中藥學的藥物歸經，以五臟為主。

由於藥物本身的特點，本書所述之藥物雖無談及劑量、劑型及給藥途徑，但因藥性較傳統中藥為強為烈，故臨床上應用本書所述之應遵照藥典上所要求劑量、劑型及給藥途徑。如靜脈注射，因藥物直接通過經絡進入內臟，故極易損害內臟本身，因此，臨床用之應更加小心。

E. 參考文獻：西藥藥理觀點及對證方劑之文獻參考。

7. 附錄中以表格方式收載各類藥物之轉經證及對證方劑，附於本書後以利讀者查閱。

8. 本書所引用之中醫藥相關資料，列於卷末，特謹向各書著作者深表謝意。

西藥藥性判斷原則

陰陽的判斷(一般指會引起身體內分泌變化的現象,分兩大類:陽性激素和陰性激素)

陽:陽化氣→異化作用(catabolism)指大分子分解成小分子產生熱量的過程。如甲狀腺素、腎上腺素、正腎上腺素等。

陰:陰成形→同化作用(anabolism)指小分子合成大分子吸收熱量的過程。如胰島素、泌乳激素、生長激素等。

氣:交感神經功能為其氣的功能之一小部份(PS:吸氣 > 呼氣,交感佔優勢;呼氣 > 吸氣,副交感佔優勢)

血:和西醫說法類似,但比較著重在相對血流量的問題,如吃完飯後血流量集中在腸胃,所以腦袋空空想睡。睡前思慮太過會睡不著,因腦部的相對血流量過高。

西藥的八綱辨證:

表:因病毒或細菌侵犯體表,使體表血流量增加→浮脈

裏:內臟有疾,故臟器充血,內臟血流量增加→沉脈

寒:寒為陰邪,副交感神經佔優勢→遲脈

熱:熱為陽邪,交感神經佔優勢→數脈

虛:相對血流量少,故脈無力→虛脈

實:相對血流量大,故脈有力→實脈

升降浮沉:(指藥物的作用趨向)

升浮:向上向外的作用,交感↑,中樞↑,陽性激素↑,如:支氣管擴張劑、腸胃解痙劑、止瀉劑等。

沉降:向下向內的作用,交感↓,中樞↓,陽性激素↓,如:降壓劑、促腸胃蠕動、利尿等。

其他判斷方法：

如考的松類西藥，對陽虛證效佳，對陰虛證效不佳，說明其具補陽作用；阿托品這一西藥，服後出現口乾，顏面紅赤等，說明為熱性，更臨床研究表明，對陽脫的休克，四肢涼、顏面白等證，用後四肢溫，顏面紅，可見為熱性；慢性細菌感染疾患多為虛寒證，一些抗生素用後無效；而對急性細菌感染之疾患，多為實熱證，用之有效。可見，它們具寒性。

若是有做臨床的話，上述所推出的西藥藥性亦可用北京中醫藥大學梁月華教授的自主神經平衡因子的迴歸方程式來計算此藥為寒性還是熱性藥物？

以強心苷類（毛地黃 Digoxin）為例

八綱辨證：裏、寒、虛
性味：熱、燥、降、散、辛苦、有毒
歸經：(入五臟) 肝、心、脾、肺、腎

中藥藥性觀點：

1. 運用方法：溫陽利水
2. 適用範圍：

攝浮陽，納宗氣。用於邪氣過盛，陽氣暴脫，宗氣渙散之煩躁喘促，心慌，汗出肢冷，脈細速等。
溫腎化飲。用於心腎陽虛，水飲內停之腳腿浮腫沒指，脅下痞堅，嘔惡納差，困倦乏力等。

3. 注意事項：

本藥驅五臟之陰邪，性大熱。不得與性熱之鈣劑同時應用。

西藥藥理觀點：

1. 效能：心房撲動、心臟衰弱、心房纖維顫動、陣發性上室性心搏過速。

2. 藥理作用：

增加心臟的收縮力、降低心跳速率、減輕心臟衰竭等症狀。

3. 副作用（轉經證）：

低血鉀、心跳速率、節律及傳導等方面的障礙。最常見的副作用是中樞神經系統，以及噁心、嘔吐、厭食等胃腸障礙，極少數病患，特別是動脈硬化的老年患者，可能發生失語症、視覺障礙、精神紊亂、定向力缺失等。會發生搔癢、蕁麻疹、斑狀皮疹等敏感性皮膚反應及男性乳房增殖是特殊的病例。

強心苷類之一藥一主證：歸脾湯證

轉經證：心血不足

週後證型：心脾兩虛

以有機磷（農藥）為例

八綱辨證：裏、熱、實

性味：寒、潤、降、散、淡甜、大毒

歸經：（入六腑、三焦）

中藥藥性觀點：

1. 運用方法：不入藥

2. 適用範圍：不入藥

3. 注意事項：

本品為目前所知最陰寒的藥物，吸收進人體後可經三焦之道而入六腑，致六腑陽氣俱散。中毒治療則給予性大熱回陽救逆的阿托品加Pralidoxime iodide(PAM) 來解毒。註：臟為陰、腑為陽。

西藥藥理觀點：

1. 效能：是一種神經毒素，使得全身神經系統傳遞功能障礙。

2. 藥理作用：

本品為不可逆的乙醯膽鹼酯酶抑制劑，出現毒蕈鹼樣症狀主要是副交感神經末梢興奮所致，產生全身性的類似毒蕈鹼作用。

3. 副作用 (轉經證)：

輕者產生頭暈、想吐、眼花、噁心、流口水、肚子痛，腺體 (淚腺、唾液腺、痰液) 分泌過多、心跳速率異常、肌肉震顫、瞳孔縮擴大；嚴重者，造成呼吸肌肉乏力、意識模糊，低血壓甚至致死。必須注意的是，有機磷中毒是有解毒劑的，但需要及時診斷、及時治療才可。

有機磷之一藥一主證：阿托品加 PAM

轉經證：亡陽

週後證型：亡陽致死

臨床中西藥物藥性研究方法

原理：

自主神經直接影響整體機能活動。如唾液分泌、血壓、心率，也間接影響體溫、呼吸等。

熱證病人主要症狀為發熱、口渴欲飲、脈率變化等。

選用唾液量 (反應口渴程度)、心博間隔 (脈率)、口溫 (發燒程度) 以及呼吸間隔、血壓為指標，既反映中醫的寒證、熱證、也反應自主神經平衡的關係。

受試對象：寒、熱證患者

器材：血壓計、刻度離心管、小漏斗、秒表

方法：

唾液量 (a)：(ml/3min)

測血壓：左臂血壓 [舒張壓 (b) 及收縮壓 (c)mm-Hg]

心博間隔 (d)：1th-21th 之脈博時間 /20

呼吸間隔 (e)：手置患者腹部，測 11 次呼吸時間 /10

口溫 (f)：將溫度計置舌下 5-10 分鐘，記口腔溫度 (C)

$$y=-28-0.194a+0.031b+0.025c-0.792d-0.131e+0.649f$$

正常值 y=0±0.56(以測量 162 名正常人，男女各半的正常值，計算成回歸方程式，求出的正常平均值)

y>1.11	→ 大熱
y>0.56	→ 熱證
-0.56 ≤ y ≤ 0.56	→ 陰陽平衡
y<-0.56	→ 寒證
y<-1.11	→ 大寒

評價：

此法反映安靜狀態下各系統的綜合水平，方法簡便易行，臨床病人容易接受測量，且能多次重複以利於連續觀察，適合臨床科學研究

參考文獻：

1. 王琦 . 中醫體質學說研究發展 . 北京中醫學院學報 1986; 9(4): 6-8。

2.Wenger MA. Pattern analyses of autonomic variables during rest. *Psychorom Med* 1957; 19(3): 240-4.

3. 梁月華 . 植物神經平衡的綜合指標測定 . 北京醫學院學報 1979; 4: 239.

4. 吳宗修， 鄧筱叡， 陳如慧， 林映州， 陳立奇 . 居家安寧中西藥事照護服務 . 藥學雜誌 2016; 32(4): 138-44.

5. 于琳琍， 吳宗修 . 101 年中藥指導藥師培訓計畫成果 . 藥學雜誌 2014; 30(1): 22-7.

6.Tsung-Hsiu Wu, I-Chi Chen, Lih-Chi Chen. Antacid effects of Chinese herbal prescriptions assessed by a modified artificial stomach model. *World J Gastroentero*. 2010; 16(35): 4455-9. (SCI).

7. 張永賢， 吳宗修， 蘇建興， 耿學斯 . 中西醫慢性便秘的治療 . 中醫藥通報 2010; 5(1): 37-41.

8.Tsung-Hsiu Wu, Lih-Chi Chen, Ling-Ling Yang. Hypouricemic effect and regulatory effects on autonomic function of Shao-Yao Gan-Cao Tang, a

Chinese herbal prescription, in asymptomatic hyperuricemic vegetarians. *Rheumatol Int*. 2007; 28(1): 27-31. (SCI).

9.Tsung-Hsiu Wu, Tai-Yuan Chiu, Ching-Yu Chen, Lih-Chi Chen, Ling-Ling Yang Effectiveness of Taiwanese traditional diet for pain management in terminal cancer patients. *APJCN* 2007. (SCI).

10. 吳宗修，邱泰源，陳慶餘，楊玲玲 *. 藥膳米漿緩解癌末疼痛之評估 . 安寧療護雜誌 2006; 11(2): 137-49.

Tsung-Hsiu Wu, Tai-Yuan Chiu, Ching-Yu Chen, Ling-Ling Yang*. Evaluation of herb drug rice milk for palliation of terminal cancer pain. *Taiwan Journal of Hospice Palliative Care* 2006; 11(2): 137-49.

11. 吳宗修，邱泰源，陳慶餘，楊玲玲 *. 藥膳米漿對癌末病人生活滿意度之評估 . 安寧療護雜誌 2006; 11(1): 24-33.

Tsung-Hsiu Wu, Tai-Yuan Chiu, Ching-Yu Chen, Ling-Ling Yang*. Herb drug rice milk for terminal cancer patients on life satisfaction assessment. *Taiwan Journal of Hospice Palliative Care* 2006; 11(1): 24-33.

12. 吳宗修 *，郭詩湧，陳立奇，楊玲玲 . 芍藥甘草湯對高尿酸血症患者體質及療效之評估 . 中醫藥通報 2006; 5(1): 37-41.

Tsung-Hsiu Wu*, Shy-Yung Kuo, Lih-Chi Chen, Ling-Ling Yang, The effect of Shaoyao Gancao Soup on hyperuricemia patients' institustion. *Traditional Chinese Medicine Journal* 2006; 5(1): 37-41.

http：//www.ilib.cn/Periodical.Articles/zyytb/2006/01/zyytb200601012.html

13. 吳宗修，陳立奇，郭詩湧，楊玲玲 . 中藥方劑 "歸脾湯" 之臨床實證研究 . 藥學雜誌 2005; 21(4): 8-17.

14. 吳宗修，郭詩湧，楊玲玲 *. 長期吃素者自主神經功能平衡狀態分析 . 台灣科學 2004; 55(1): 75-80.

Tsung-Hsiu Wu, Shi-Yung Kuo, Ling-Ling Yang*, Equilibrium State Analysis of the autonomic nervous system functions of Long-Term Vegetarians. *Formosan Sci*. 2004; 55(1): 75-80.

15. 吳宗修，郭詩湧，楊玲玲 *. 新竹福嚴佛學院學員血液生化數值之調查 . 台灣科學 2004; 55(2): 59-69.

Tsung-Hsiu Wu, Shi-Yung Kuo, Ling-Ling Yang*, Survey of the blood chemistry values of the members of Hsinchu's Fu Yen Buddhist College. *Formosan Sci*. 2004; 55(2): 59-69.

16. 吳宗修，林育是，江睿玲，鄭奕帝，陳立奇. 常用抗菌西藥與中藥合用的毒副反應. 醫院藥學 2003; 20: 216-8.

17. 林育是，吳宗修*，陳立奇. 心血管疾病常用西藥與中藥的交互作用. 醫院藥學 2004; 21: 61-4.

18. 吳宗修，科學中醫， 文光圖書有限公司. (2004 年 11 月出版)
http：//www.books.com.tw/exep/prod/booksfile.php?item=0010277851

總 論

在中醫藥學領域，有關中藥最新討論的課題大多為：（1）如何提升中藥的品質，達到標準化；（2）如何改變中藥的劑型，使之適應臨床用藥的需要及方便患者；（3）如何使中藥品種及數量都能保障臨床用藥的需要；（4）對中藥進行現代科學研究，最終將中藥如何定位？到底飲片、湯劑要續存，還是使中藥成為西藥；（5）中醫藥學走向國際，中藥將以什麼形式出現。

筆者認為，任何藥物只要經過現代科學研究，具備中藥的基本內容，能按中醫藥學理論使用。所謂中藥的基本內容，包括如下三方面：（1）藥物具備特殊的性能表述法，如性味、歸經、升降浮沉等；（2）用中醫藥學術語表述藥物的功效，如清熱解毒、舒肝理氣、涼血止血、活血化瘀等；（3）按中醫藥學理論單獨或配伍使用，如熱證用寒涼藥，配伍各藥按君臣佐使關係共同構成一個效能架構，與機體的證和症相對應，從而達到防治疾病的作用。換句話只要具備如上三方面內容的藥物即為中藥。如果經過研究，使得原來中藥成為不具備如上三方面的內容的藥物；將反而成為西藥。筆者曾在第一本著作《科學中醫》書中，對中醫藥基本內容給予現代科學闡述。即從物質基礎和生物活性兩大方面給予現代科學的解釋。從物質基礎來說，就是使得如寒性的共同物質基礎得以確定，即何種類型的化合物具寒性作用；又如舒肝理氣，到底何類化合物類型具此作用，等等。從生物活性講，中藥的作用要用現代科學的術語和指標來表達。例如寒性作用，到底影響機體的哪些生理、生化、病理等的指標變化；活血化瘀又是如何因改變機體相關生理、生化、病理等指標的變化而達到的。具備如上兩大方面內容的藥物，反而成為現代科學化了的中藥。

再看西藥，西藥是以現代科學為基礎的，如物質組成，絕大多數是明確由哪些化合物組成的，生物活性則以現代科學的指標和術語表述的，如升高血壓，降低血糖、抑制細菌、升高白血球等。由此可知，西藥僅缺中藥基本內客。若能使西藥具備中藥的基本內容，那麼，它就成了現代科學化的中藥。問題的關鍵又回到西藥能不能具備中藥的基本內容和怎樣才能使之具備中藥基本內容。從理論分析和實踐應用來說，西藥均是可具備中藥基本內容而成中藥的。不論中藥還是西藥，就其物質組成均由化合物分子所組成，且作用對象均為人體，二者具物質和生物活性的共同性，故中藥可變成西藥，西藥亦可能變成中藥。現代研究結果表明，很多中藥按西醫藥學理論和相關內容進行研究，已變成西藥，如黃連作為抑菌消炎的西藥，元胡中的成分延胡索乙素，變成了具鎮痛作用的西藥。若將西藥按中醫藥學理論和中藥的相關內容進行研究，也是能變成中藥的；本書即以此做為理論基礎。筆者認為所謂的中西醫藥之結合應按西醫藥學對疾病進行診斷，按其用藥規律而選用相應西藥，但在用藥前後，又進行中醫藥學的診斷，確定相應的證與症，中醫藥學的證與症的變化，即為所用西藥的作用結果，據此而歸納和確定相關西藥的中藥內容，如對寒證具效，證明此西藥具熱性；對胃寒具效，又說明可歸胃經；能增強食慾，說明具開胃及健脾作用等，其它亦然。此類研究，歷來中醫藥學就是如此確定中藥基本內容的。如乳香、沒藥等成為中藥。原不為中國所產，而是按中醫藥學理論和相關內容進行研究，使具中藥基本內容而成中藥的。目前雖對現代西藥雖未做系統研究，但近幾年臨床用藥和研究表明，一些西藥的確能具中藥基本內容，如考的松類西藥，對陽虛證效佳，對陰虛證效不佳，說明其具補陽作用；阿托品這一西藥，服後出現口乾，顏面紅赤等，說明為熱性，更臨床研究表明，對陽脫的休克，四肢涼、顏面白等證狀，用後四肢溫，顏面紅，可見為熱性；慢性細菌感染疾患多為虛寒證，一些抗生素用後無效；而對急性細菌感染之疾患，多為實熱證，用之具效。可見，它們具寒性。雖然從具體一種西藥尚未達中藥化程度，但卻實實在在表明，可具中藥基本內容而中藥化的只是有待進一步系統研究。目前常用的西藥約數千種以上，若使之變成中藥，那麼就能增加數千種以上的中藥，且為常用中藥。目前的常用中藥僅300～500種。這些由西藥變成的中藥，大多其組成化合物清楚，可考慮用合成方法獲得，更有很多種，本身就是由合成得到的。這樣中藥藥源就極為廣闊了。其次就是一藥一主證的新觀念，西藥的副作用其實就是另一種證型的表現，在中醫藥實驗方法學中最常用的造型模式即是使用西藥以動物造型的方法來產生其證型，如以蛇根鹼來導致脾陽虛致瀉的模式；筆者依此構想創立西藥轉經學說，即服西藥三天後出現之轉經證及服藥一週後產生週後證型，並據此證型找出一代表性的對證方劑，如此一藥一證新觀念將是未來中西醫結合的一大突破。

　　筆者認為將西藥歸納出傳統中藥的基本內容，主要有下列幾項深遠的意義。第一，能豐富和發展中藥學，使得中藥品種增加。第二，豐富和發展西藥學。在使用時就可從中西兩種醫藥學理論考慮其應用，提升使用的針對性。第三，促進西醫學的豐富和發展。西藥臨床用藥也應考慮中醫藥學的理論和相關內容，可使一些不良回應得以減輕或避免，如虛寒證的細菌感染，就應考慮選用熱性抑菌藥或輔以熱性藥物。第四，一藥一主證新觀念將可促進中西藥學的結合與統一，產生新型的醫藥學。

第一章 抗微生物用藥

西藥抗微生物用藥，西醫言其可抗菌消炎，使用甚廣，其效亦驗。今將各別藥性試述如下：

西藥	效用分類	表裏	寒熱	虛實	藥性	燥潤	升降	收散	味	歸經
抗病毒藥	清熱解毒	裏	熱	實	寒	燥	降	散	苦辛	肝心肺腎
抗毛滴蟲藥	清熱解毒	裏	熱	實	寒	燥	降	散	苦辛	肝心肺腎
氨基糖苷類	清熱解毒	裏	熱	實	寒	燥	降	散	苦辛	心肺腎膀胱
四環黴素	清熱解毒	裏	熱	實	寒	燥	降	散	苦辛	心肺腎膀胱
大內脂類	清熱解毒	裏	熱	實	寒	燥	降	散	苦辛	肝心肺腎
喹諾酮類	清熱解毒	裏	熱	實	寒	燥	降	散	苦辛	心肺腎膀胱
青黴素	清熱解毒	裏	熱	實	寒	燥	降	散	苦辛	心肺胃膀胱
頭苞子菌素	清熱解毒	裏	熱	實	寒	燥	降	散	苦辛	心肺胃膀胱
異煙酸酊	清熱解毒	裏	熱	實	寒	燥	降	散	苦辛	肝心肺腎膀胱
利福黴素	清熱解毒	裏	熱	實	寒	燥	降	散	苦辛	肝心肺腎膀胱
乙胺丁醇	清熱解毒	裏	熱	實	寒	燥	降	散	苦辛	肝心肺腎膀胱
磺胺藥	清熱解毒	裏	熱	實	寒	燥	降	散	苦辛	肝心肺腎膀胱

臨床藥理作用及副作用

西藥	效能	副作用
抗病毒藥	抗病毒(疱疹)	腎功能障礙，嗜睡，關節疼痛，月經異常
抗毛滴蟲藥	抗陰道滴蟲，抗菌	嘔吐，腹瀉，舌炎，口乾，口乾，頻尿，虛弱，潮紅
氨基糖苷類	抑制細菌核酸蛋白質合成	聽力障礙，腎障礙
四環黴素	抑制細菌核酸蛋白質合成	牙齒變黃，光過敏症，噁心，下痢，舌炎，結腸炎
大內脂類	抑制細菌核酸蛋白質合成	肝障礙，胃痙攣，腹痛
喹諾酮類	抑制細菌核酸蛋白質合成	偽膜性大腸炎，腎障礙
青黴素	抑制細菌細胞壁合成	過敏，偽膜性大腸炎，維生素缺乏症
頭苞子菌素	抑制細菌細胞壁合成	過敏，偽膜性大腸炎，維生素缺乏症
異煙酸酊	抑制細菌蛋白質合成	末梢神經炎，肝功能障礙
利福黴素	抑制細菌蛋白質合成	過敏，肝功能障礙
乙胺丁醇	抑制細菌蛋白質合成	視野狹窄，色調改變，頭痛，嘔吐
磺胺藥	抑制細菌葉酸合成	低血糖，皮膚障礙，肝腎障礙，光線過敏

1. 青黴素、頭苞子菌素、氨基糖苷類、四環黴素

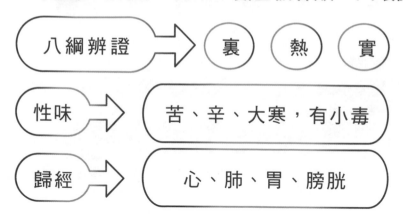

八綱辨證 ➡ 裏 熱 實

性味 ➡ 苦、辛、大寒，有小毒

歸經 ➡ 心、肺、胃、膀胱

功效： 清熱解毒，消癰散結，涼血止淋。

禁忌： 此品有毒，營衛不固及孕婦慎用。

引述香港浸會大學中醫藥學院陳海勇對西藥抗微生物用藥的特性，其藥苦、辛、大寒，因其辛散，其藥易達表；然大寒之品，寒性收引，藥不得透達，鬱熱肌表；藥苦燥而寒，常傷血致瘀，故藥疹多為瘀熱結表之證；亦有寒遏助濕，久而化熱者，所以言其有毒也。若用此藥中毒者，以疏風解毒，活血涼血之法，可治其毒。

此藥多治熱入氣分、營血所致壯熱、煩渴、神昏譫語、咳嗽、發斑、瘡瘍腫毒及小便淋漓澀痛等證，"壯熱、煩渴"多為胃經之候；"神昏譫語"多為心經之候；"咳嗽"多為肺經之候。"小便淋漓澀痛"則為膀胱經候也。至於"發斑"乃熱入營血之候，亦可言其為肺胃熱盛之症。"瘡瘍腫毒"熱與氣血相結，血敗肉腐所致。故言其可清熱解毒，消癰散結，涼血止淋；歸入心、肺、胃、膀胱之經。以上雖多論以溫病，臨床所用，不應限於此，但當辨證而用。

參考文獻：

1. 吳宗修，科學中醫，文光出版社。
2. 陳海勇，西藥抗微生物的藥性，香港浸會大學中醫藥學院。
3. 顏焜熒，漢方醫學概論，南天書局。

2. 甲硝唑 (Metronidazole)

性味歸經：性涼，入肝、胃、大腸經。

運用方法：清熱解毒，殺蟲止癢。

適用範圍：用於下焦濕熱之小腹脹滿疼痛，赤白帶下，及蟲毒蝕陰之陰癢難忍等。亦用於胃熱上炎於口之舌疼口臭，牙齦潰爛出血及大腸濕熱之腹痛瀉痢，便下膿血等。

3. 左旋米唑【Levamisole(Decaris)】

性味歸經：性溫，入大腸、肺、心經。

運用方法：燥濕殺蟲。

適用範圍：

(1) 燥濕殺蟲。用於多種腸道寄生蟲症。

(2) 燥濕解毒，止瀉。用於腹疼瀉痢，便下膿血黏凍等。

參考文獻：

1. Tohyama M, Arakaki N, Tamaki K, Shimoji T. A case of drug-induced pneumonitis due to levofloxacin and kampo medicine. *Nihon Kokyuki Gakkai Zasshi*. 2006 Dec; 44(12): 951-6. Japanese.

2. Ishihara M, Homma M, Kuno E, Watanabe M, Kohda Y. Combination use of kampo-medicines and drugs affecting intestinal bacterial flora. *Yakugaku Zasshi*. 2002 Sep; 122(9): 695-701. Japanese.

3. Takahashi H, Nakao R, Hirasaka K, Kishi K, Nikawa T. Effects of single administration of Rokumi-gan(TJ-87) on serum amino acid concentration of 6 healthy Japanese male volunteers. *J Med Invest*. 2007 Feb; 54(1-2): 91-8.

4. Yamada K, Yagi G, Kanba S. Effectiveness of herbal medicine(Rokumigan and Hachimijiogan) for fatigue or loss of energy in patients with partial remitted major depressive disorder. *Psychiatry Clin Neurosci*. 2005 Oct; 59(5): 610-2.

5. Yanagi Y, Yasuda M, Hashida K, Kadokura Y, Yamamoto T, Suzaki H. Mechanism of salivary secretion enhancement by Byakkokaninjinto. *Biol Pharm Bull*. 2008 Mar; 31(3): 431-5.

圖解抗生素－藥－主證
六味地黃丸證、白虎加人參湯證

西藥	藥品名（英文名）	轉經證	週後證型	對證方劑
抗病毒藥	Virustatic agentis	上熱下寒	肝腎不足	六味地黃丸
抗毛滴蟲藥	Antitrichomonal agent	上熱下寒	肝腎不足	六味地黃丸
氨基糖苷類	Aminoglycoside	上熱下寒	肝腎不足	六味地黃丸
四環黴素	Tetracycline	上熱下寒	肝腎不足	六味地黃丸
大內脂類	Macrolide	上熱下寒	肝腎不足	六味地黃丸
喹諾酮類	Quinolone	上熱下寒	肝腎不足	六味地黃丸
青黴素	Penicillin	陽明熱證	氣陰兩傷	白虎加人參湯
頭苞子菌素	Cephalosporine	陽明熱證	氣陰兩傷	白虎加人參湯
異煙酸酊	Isoniazid	上熱下寒	肝腎不足	杞菊地黃丸 + 維生素 B_6
利福黴素	Rifamycin	上熱下寒	肝腎不足	杞菊地黃丸
乙胺丁醇	Ethambutol	上熱下寒	肝腎不足	杞菊地黃丸
磺胺藥	Sulfonamide	上熱下寒	肝腎不足	六味地黃丸

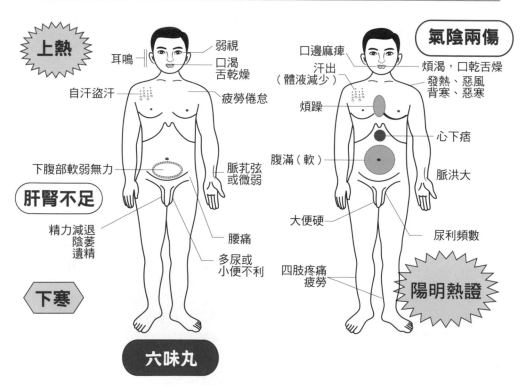

第二章 循環系統用藥

　　舉凡心悸、胸痺、心痛、眩暈等都屬於中醫心血管科的範圍，現代醫學則以常見的高血壓心臟病、冠心病、心律不整、低血壓、胸痛、水腫、呼吸困難等為其範圍，常見用藥簡述如下：

西藥	效用分類	表裏	寒熱	虛實	藥性	燥潤	升降	收散	味	歸經
利多卡因	鎮心止痛	裏	熱	實	平	燥	升	散	苦辛	肝心肺腎
鈣離子阻斷劑	活血化瘀	裏	寒	實	溫	燥	降	收	苦	心腎胃
氨甲環酸	涼血止血	裏	熱	實	涼	潤	降	收	酸苦	肝心
保鉀性利尿劑	利水滲濕	裏	熱	實	涼	燥	降	散	苦	肝心腎膀胱
塞嗪類利尿劑	溫陽利水	裏	寒	實	溫	燥	降	散	苦	心腎膀胱
髓袢類利尿劑	溫陽利水	裏	寒	實	溫	燥	降	散	苦	心腎膀胱
毛地黃	溫陽利水	裏	寒	虛	熱	燥	降	散	苦辛	肝心脾腎
促紅血球生成素	補腎益營	裏	寒	虛	溫	燥	降	收	甘鹹	心脾腎
潘生丁	活血通陽	裏	寒	實	溫	燥	升	散	苦鹹	心肺腎
華法林	活血通絡	裏	寒	實	溫	燥	降	收	酸苦	肝心
降血脂藥	理血袪瘀	裏	熱	實	涼	燥	降	收	酸苦	肝心腎
血管收縮素酶抑制劑	活血涼血	裏	熱	虛	涼	燥	降	收	苦	肝心肺腎
血管收縮素受體阻斷劑	活血涼血	裏	熱	虛	涼	燥	降	收	苦	肝心肺腎
乙型阻斷劑	清心涼血	裏	熱	實	寒	潤	降	收	苦	肝心肺
甲型阻斷劑	活血益腎	裏	熱	實	涼	燥	降	散	苦鹹	肝心腎
亞硝酸劑	活血通絡	裏	寒	實	熱	燥	升	散	苦辛	肝心
烟酸	養血通絡	裏	寒	實	熱	燥	升	散	酸甘	肝心脾
尿激酶	破血袪瘀	裏	寒	實	溫	燥	降	收	酸苦	肝心腎
氟桂利嗪	宣痺通陽	裏	熱	實	涼	燥	升	散	苦	肝心脾

　　為預防其副作用，運動，復健為最好的方式。能加強心（火）臟的作用，即加強氣的上升以加強與體外空氣的交換，亦即加強升高血壓，即加強心（火）臟的上升作用，使五氣從汗排出，達到五臟氣的均衡。降血壓在降低心（火）臟氣的上升作用，鬱扼氣的上升，利小便使水從小便出，而不從汗排，治非所治，降血壓，致越降心（火）上升之力越弱，長期的降血壓，即長期的傷害心、腎，致身體水份無法從汗排出。空氣中的水分（冬天可見呼吸時白茫茫的水氣，夏天的汗）分分秒秒必須進入身體，與身體進行循環的呼吸作用，降血壓的利尿劑，血管擴

張劑，自律神經抑制劑，腎活素轉化酶抑制劑，鈣離子阻斷劑 ... 在在都造成心、血管的彈性疲乏，心腎的衰弱，致水份無法從汗，或呼吸排出，水分凝聚在心下 (胃口)，或致全身水腫，皆心臟衰弱，水火不能即濟，火無力化水成氣排出而凝聚，即今日的尿毒症，皆拜降血壓藥使水分從小便強制排出傷心、腎所賜。大家可以體會一下長期服用降血壓藥物所造成心臟與胸部的壓迫及不適感，心臟的無力，更增加血液循環的障礙，氣血循環受阻更甚，而造成心臟病、中風 (半身不遂、癱瘓、偏枯)、腎臟病變的百病叢生：因腎臟的衰弱，更造成腦血管的病變。由此可知筆者提出「服一藥，增一證」的理論在現代中西醫藥整合是相當重要的。

臨床藥理作用及副作用

西藥	效能	副作用
利多卡因	心律不整，局部麻醉	心搏過慢，血壓降低，嗜睡，嘔吐，不安
鈣離子阻斷劑	心律不整，降壓	嘔吐，便秘，齒肉增生，臉部潮紅，徐脈，心悸，下肢水腫
氨甲環酸	各種出血疾病	嗜睡，暫時性色覺異常，血栓
保鉀性利尿劑	利尿	高鉀，男性女乳，月經不順
塞嗪類利尿劑	利尿，降壓	低鈉鉀鎂，動脈硬化，糖尿病，痛風
髓祥類利尿劑	利尿，降壓	低鉀，重聽，耳鳴，光過敏症
毛地黃	利尿，強心	噁心，男性女乳，低鉀，心律不整，黃視及霧視
促紅血球生成素	抗貧血	高血壓，腦溢血
潘生丁	抗凝血	出血，高血壓
華法林	抗凝血，維生素 K 拮抗	出血
降血脂藥	降血脂	橫紋肌溶解，肝腎障礙，精子減少症
血管收縮素酶抑制劑	降壓	乾咳，重聽，味覺異常，發疹，浮腫，男性女乳，月經不順，高鉀
血管收縮素受體阻斷劑	降壓	頭暈，浮腫，高鉀
乙型阻斷劑	降壓，狹心症	起立性低血壓，暈眩，心悸，氣喘，低血糖，失眠，憂鬱
甲型阻斷劑	降壓，攝護腺腫大	頭痛，頭暈，浮腫，疲倦，姿態性低血壓
亞硝酸劑	狹心症	暈眩，頭痛，腦貧血
烟酸	暈眩，頭痛，偏頭痛	胃腸不適，潮紅，肝障礙，搔癢
尿激酶	腦梗塞，心肌梗塞	出血
氟桂利嗪	腦部代謝循環改善	錐體外症狀 (動作遲緩，肌肉僵硬，顫抖，缺乏表情)

心搏過速病例

黃○○先生，58歲，主訴：因心悸及心搏過速且呼吸困難和胸悶(平常每分鐘80下，有時緊張甚至高到每分鐘120下)持續將近兩個月，後醫師開予降心跳藥物服用一星期後心悸已改善，心跳也恢復至每分鐘65下，惟會呼吸困難並無改善，甚至還容易喘，睡眠正常，易腹瀉，四肢冰冷且有末梢水腫情況，另有全身倦怠等不良反應而改看中醫。

藥物：Inderal(propranolol) 10mg,tid×7天

試依西藥藥性分析服用後之一藥一主證之關係，分析本病例的藥物所引起的證型，並提出其一藥一主證之方藥。

筆記

1. 利多卡因 (Lidocaine)

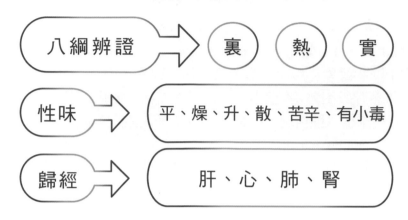

八綱辨證 ➡ 裏　熱　實

性味 ➡ 平、燥、升、散、苦辛、有小毒

歸經 ➡ 肝、心、肺、腎

中藥藥性觀點：

1. 運用方法：鎮心止痛。
2. 適用範圍：鎮心止痛。用於小手術的局部麻醉，局部封閉用於多種肌肉、關節疼痛。局部塗布用於小兒口瘡舌疼。
3. 注意事項：因阻斷神經衝動傳導，使用期間易有短暫之氣陰不足之現象。用量過大過快可引起昏迷，驚厥，抽搐等。

西藥藥理觀點：

1. 效能：局部麻醉。心室性心律不整的急性治療。
2. 藥理作用：本藥品可阻斷神經衝動傳導，並安定神經細胞膜電位，並降低神經細胞的反應能力，達到麻醉的作用。使用後百分之 90 以上可由肝代謝，藉尿液排出。
3. 副作用 (轉經證)：偶有休克、心搏過慢、血壓降低、眩暈、嗜睡、嘔吐、麻痺感、不安、欣快症、震顫、痙攣等情形。

圖解利多卡因之一藥一主證
生 脈 散 證

轉經證：心肺氣虛
週後證型：氣陰不足

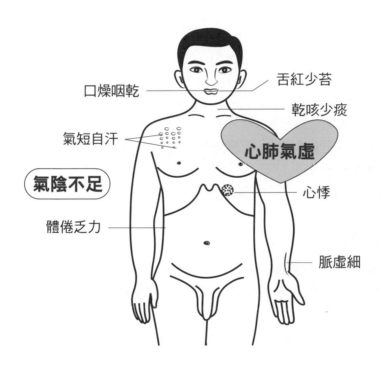

口燥咽乾

舌紅少苔

乾咳少痰

氣短自汗

心肺氣虛

氣陰不足

心悸

體倦乏力

脈虛細

參考文獻：

1.McCleane G. Intravenous lidocaine： an outdated or underutilized treatment for pain? *J Palliat Med.* 2007 Jun; 10(3): 798-805. Review.

2. 許堯欽，陳榮洲，林茂村：生脈散對人體血壓、心率與左心室功能的作用研究。中醫藥雜誌，2003; 14(1): 33-45。

2. 鈣離子阻斷劑 (Calcium channel blocker， CCB)

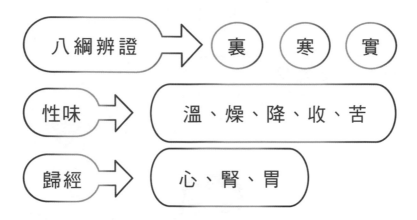

八綱辨證 ⟹ 裏　寒　實

性味 ⟹ 溫、燥、降、收、苦

歸經 ⟹ 心、腎、胃

中藥藥性觀點：

1. 運用方法：活血化瘀。
2. 適用範圍：溫通血脈。用於寒濕痹阻，血脈凝滯之肢端青紫，麻木疼痛及頭痛、痛經等。
3. 注意事項：久服易有上熱下寒之象。

西藥藥理觀點：

1. 效能：狹心症、高血壓。
2. 藥理作用：主要作用是放鬆冠狀動脈及周邊循環動脈的平滑肌，達到降血壓的目的。
3. 副作用 (轉經證)：通常都是輕微且短暫，發生在治療之初，大致會有頭痛、面潮紅（通常發生在較高劑量）、噁心、齒肉增生、暈眩、嗜眠、低血壓、心悸、心跳變慢 (徐脈) 及水腫。

圖解鈣離子阻斷劑之一藥一主證
炙甘草湯證

轉經證：上熱下寒
週後證型：裏熱虛

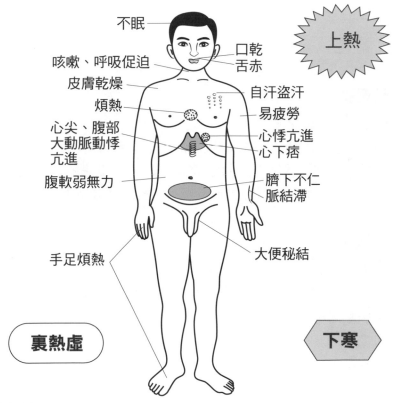

不眠
咳嗽、呼吸促迫
皮膚乾燥
煩熱
心尖、腹部
大動脈動悸
亢進
腹軟弱無力
手足煩熱

口乾
舌赤
自汗盜汗
易疲勞
心悸亢進
心下痞
臍下不仁
脈結滯
大便秘結

上熱

裏熱虛

下寒

參考文獻：

1. Ragel BT, Couldwell WT, Wurster RD, Jensen RL. Chronic suppressive therapy with calcium channel antagonists for refractory meningiomas. *Neurosurg Focus.* 2007; 23(4): E10. Review.

2. Katakai M, Tani T. A pair of crude drugs used in Shang-Han-Lun, especially the ways of using roasted licorice. *Yakushigaku Zasshi.* 2003; 38(2): 151-60. Japanese.

3. 氨甲環酸 (Tranexamic acid)

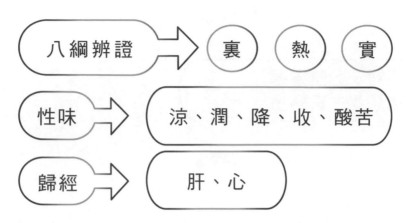

中藥藥性觀點：

1. 運用方法：涼血止血。
2. 適用範圍：涼血止血。用於火熱實邪，迫血妄行所引起之出血症。
3. 注意事項：對急性感染之出血症效果較好，對氣虛不能攝血及陰虛火旺所導致之出血症，則應注意是否有血栓及視覺異常之副作用。

西藥藥理觀點：

1. 效能：
   (1) 過敏、發炎性症狀：蕁麻疹，咽頭炎，搔癢之症狀，喉頭炎，扁桃炎引起之咽頭痛，發紅腫脹，充血之症狀。
   (2) 出血性疾患：異常出血症狀、肺結核之血痰、手術時異常出血、前列腺肥大症的出血。
2. 藥理作用：為離胺酸的擬似化合物，抑制膠原蛋白消化酵素的效果以治療各種出血疾病。
3. 副作用(轉經證)：嗜睡，暫時性色覺異常，血栓；偶而引起輕度胃腸障礙，如：噁心、嘔吐。

圖解氨甲環酸之一藥一主證

桃紅四物湯證

轉經證：心血瘀阻
週後證型：心血瘀阻

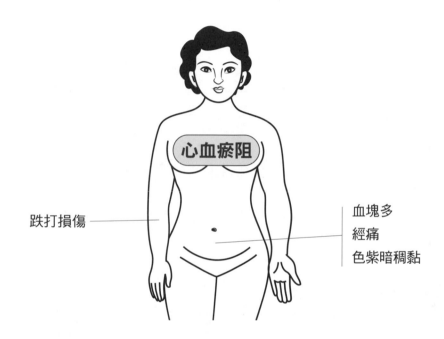

跌打損傷

心血瘀阻

血塊多
經痛
色紫暗稠黏

參考文獻：

1. Astrup J. "Ultra-early" antifibrinolytic treatment of subarachnoidal bleeding with tranexamic acid. *Ugeskr Laeger.* 2006 Mar 13; 168(11): 1107-11. Review. Danish.

2. Yasuda T, Takasawa A, Nakazawa T, Ueda J, Ohsawa K. Inhibitory effects of urinary metabolites on platelet aggregation after orally administering Shimotsu-To, a traditional Chinese medicine, to rats. *J Pharm Pharmacol.* 2003 Feb; 55(2): 239-44.

4. 保鉀性利尿劑（Amiloride， Spironolactone）

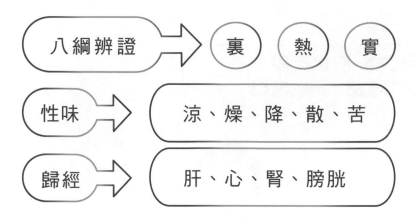

八綱辨證 ➡ 裏　熱　實

性味 ➡ 涼、燥、降、散、苦

歸經 ➡ 肝、心、腎、膀胱

中藥藥性觀點：

1. 運用方法：利水滲濕。
2. 適用範圍：祛瘀利水。用於肝失疏泄，血瘀水阻之腹大脹滿，小便短少之腹水症。
3. 注意事項：此藥性涼，不可與性大寒之氯化鉀併用，以免產生高鉀中毒。

西藥藥理觀點：

1. 效能：利尿、高血壓、原發性醛類脂醇過多症。
2. 藥理作用：此藥品不會影響尿酸與糖的代謝，也不會造成鉀的流失。可以增進鈉與水的排泄，也可以降低本態性高血壓。
3. 副作用（轉經證）：高鉀，男性女乳，月經不順。

圖解保鉀性利尿劑之一藥一主證

桂 附 八 味 丸 證

轉經證：腎不納氣
週後證型：腎陽不足

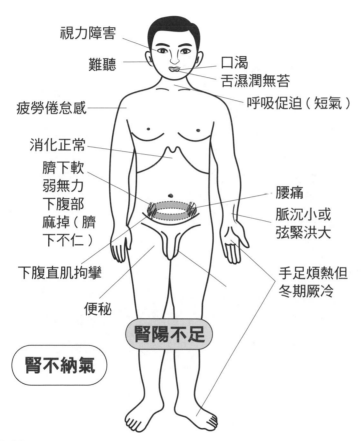

視力障害
難聽
疲勞倦怠感
消化正常
臍下軟弱無力下腹部麻掉（臍下不仁）
下腹直肌拘攣
便秘

口渴
舌濕潤無苔
呼吸促迫（短氣）

腰痛
脈沉小或弦緊洪大
手足煩熱但冬期厥冷

腎陽不足

腎不納氣

參考文獻：

1. Struthers A, Krum H, Williams GH. A comparison of the aldosterone-blocking agents eplerenone and spironolactone. *Clin Cardiol.* 2008 Apr; 31(4): 153-8.

2. Yoshimura N, Sasa M, Yoshida O, Takaori S. Inhibitory effects of Hachimijiogan on micturition reflex via the locus coeruleus. *Nippon Yakurigaku Zasshi.* 1992 Mar; 99(3): 161-6. Japanese.

5. 塞嗪類利尿劑 (Thiazide 類利尿劑)

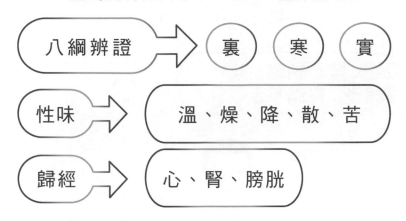

八綱辨證 ➡ 裏　寒　實

性味 ➡ 溫、燥、降、散、苦

歸經 ➡ 心、腎、膀胱

中藥藥性觀點：

1. 運用方法：溫陽利水。

2. 適用範圍：溫通心腎。用於心腎陽虛之心悸氣促，水氣泛溢之水腫。
   也用於實邪閉肺，心陽被遏之煩躁，喘憋等。

3. 注意事項：久服易有上熱下寒之象。

西藥藥理觀點：

1. 效能：充血性心衰竭、利尿、高血壓。

2. 藥理作用：為排鹽利尿劑及抗高血壓劑，顯著增加鈉及氯離子的同
   等度排泄，亦能加強其它標準抗高血壓劑，交感神經切斷術的效果，
   可用來消除水腫，預防充血性心衰竭。

3. 副作用 (轉經證)：低鈉鉀鎂，動脈硬化，糖尿病，痛風。

   (1) 長期服用高劑量時，可能發生電解質不平衡現象，如低鹽類症候
      群、血氯過低、血鉀過低等。

   (2) 嚴重腎臟或肝臟疾患病人，應嚴密注意血鉀過低易導致毛地黃中毒。

圖解塞嗪類利尿劑之一藥一主證
六味地黃丸證

轉經證：上熱下寒
週後證型：肝腎不足

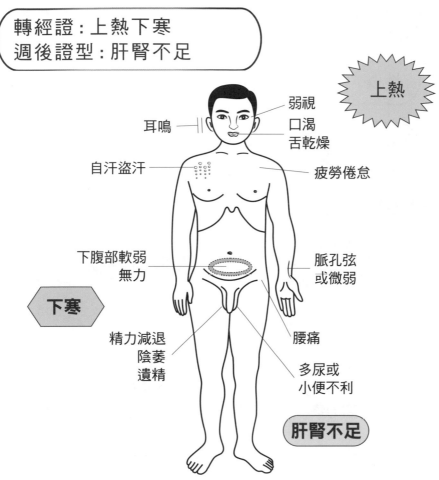

上熱

弱視
口渴
舌乾燥

耳鳴

自汗盜汗

疲勞倦怠

下腹部軟弱
無力

脈孔弦
或微弱

下寒

精力減退
陰萎
遺精

腰痛

多尿或
小便不利

肝腎不足

參考文獻：

1. Takahashi H, Nakao R, Hirasaka K, Kishi K, Nikawa T. Effects of single administration of Rokumi-gan (TJ-87) on serum amino acid concentration of 6 healthy Japanese male volunteers. *J Med Invest.* 2007 Feb; 54(1-2): 91-8.

2. Yamada K, Yagi G, Kanba S. Effectiveness of herbal medicine (Rokumigan and Hachimijiogan) for fatigue or loss of energy in patients with partial remitted major depressive disorder. *Psychiatry Clin Neurosci.* 2005 Oct; 59(5): 610-2.

6. 髓袢類利尿劑 (Loop 類利尿劑)

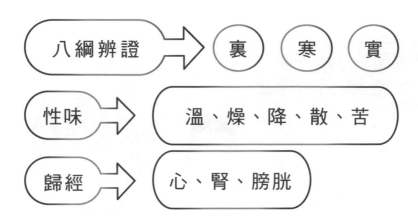

中藥藥性觀點：

1. 運用方法：溫陽利水。
2. 適用範圍：溫腎化飲。水飲阻肺凌心之胸悶心慌，喘促，乏力等。
3. 注意事項：久服易有上熱下寒之象。

西藥藥理觀點：

1. 效能：利尿、高血壓。
2. 藥理作用：為強力的「利尿劑」，幫助腎臟將體內多餘水分，經由尿液排出，達到治療目的。可用來預防高血壓、充血性心衰竭、消除水腫。
3. 副作用 (轉經證)：低鉀、重聽、耳鳴、光過敏症、心跳加快、失眠、胃口增加或降低、下痢、便秘、胃腸不適、消化不良、噁心嘔吐、精神緊張。
   (1) 不可在就寢前或外出散步時服用。
   (2) 若有低鉀血症狀者服用本藥，宜多攝取含有鉀鹽成份較多的水果或食物，如：馬鈴薯，香蕉，椪柑，蕃茄，菠菜等，並應經常檢查血液。

圖解髓袢類利尿劑之一藥一主證

六味地黃丸證

轉經證：上熱下寒
週後證型：肝腎不足

上熱

弱視
口渴
舌乾燥

耳鳴

自汗盜汗

疲勞倦怠

下腹部軟弱
無力

脈孔弦
或微弱

下寒

精力減退
陰萎
遺精

腰痛

多尿或
小便不利

肝腎不足

參考文獻：

1. Takahashi H, Nakao R, Hirasaka K, Kishi K, Nikawa T. Effects of single administration of Rokumi-gan (TJ-87) on serum amino acid concentration of 6 healthy Japanese male volunteers. *J Med Invest.* 2007 Feb; 54(1-2): 91-8.

2. Yamada K, Yagi G, Kanba S. Effectiveness of herbal medicine (Rokumigan and Hachimijiogan) for fatigue or loss of energy in patients with partial remitted major depressive disorder. *Psychiatry Clin Neurosci.* 2005 Oct; 59(5): 610-2.

7. 強心苷類 (毛地黃 Digoxin)

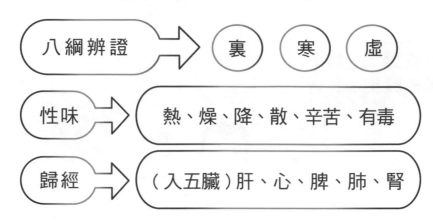

八綱辨證 ⟹ 裏　寒　虛

性味 ⟹ 熱、燥、降、散、辛苦、有毒

歸經 ⟹ (入五臟)肝、心、脾、肺、腎

中藥藥性觀點：

1. 運用方法：溫陽利水。

2. 適用範圍：

   (1) 攝浮陽，納宗氣。用於邪氣過盛，陽氣暴脫，宗氣渙散之煩躁喘促，心慌，汗出肢冷，脈細速等。

   (2) 溫腎化飲。用於心腎陽虛，水飲內停之腳腿浮腫沒指，脅下痞堅，嘔惡納差，困倦乏力等。

3. 注意事項：本藥驅五臟之陰邪，性大熱。不得與性熱之鈣劑同時應用。

西藥藥理觀點：

1. 效能：心房撲動、心臟衰弱、心房纖維顫動、陣發性上室性心搏過速。

2. 藥理作用：增加心臟的收縮力、降低心跳速率、減輕心臟衰竭等症狀。

3. 副作用 (轉經證)：低血鉀、心跳速率、節律及傳導等方面的障礙。最常見的副作用是中樞神經系統，以及噁心、嘔吐、厭食等胃腸障礙，極少數病患，特別是動脈硬化的老年患者，可能發生失語症、視覺障礙、精神紊亂、定向力缺失等。會發生搔癢、蕁麻疹、斑狀皮疹等敏感性皮膚反應，及男性乳房增殖是特殊的病例。

圖解強心苷類之一藥一主證
歸脾湯證

> 轉經證：心血不足
> 週後證型：心脾兩虛

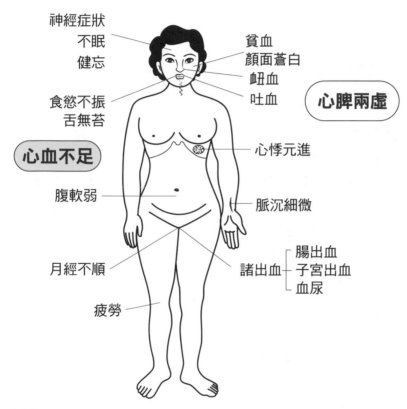

神經症狀
不眠
健忘

貧血
顏面蒼白
衂血
吐血

心脾兩虛

食慾不振
舌無苔

心血不足

心悸元進

腹軟弱

脈沉細微

月經不順

諸出血 ─ 腸出血
　　　　├ 子宮出血
　　　　└ 血尿

疲勞

參考文獻：

1. Rich MW, McSherry F, Williford WO, Yusuf S; Digitalis Investigation Group. Effect of age on mortality, hospitalizations and response to digoxin in patients with heart failure： the DIG study. *J Am Coll Cardiol.* 2001 Sep; 38(3): 806-13.

2. 吳宗修，陳立奇，郭詩湧，楊玲玲 . 中藥方劑 "歸脾湯" 之臨床實證研究 . 藥學雜誌 2005; 21(4): 8-17.

8. 促紅血球生成素 (Erythropoietin， EPO)

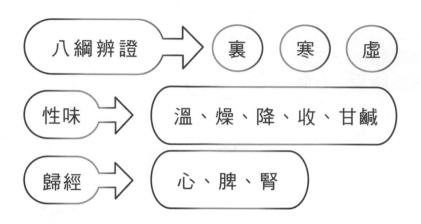

八綱辨證 ➡ 裏　寒　虛

性味 ➡ 溫、燥、降、收、甘鹹

歸經 ➡ 心、脾、腎

中藥藥性觀點：

1. 運用方法：補腎益營。
2. 適用範圍：溫通血脈。用於因年老體弱，氣血衰少之畏寒，手足不溫，肢體麻木，或肩背手足奇熱難耐等。
3. 注意事項：長期使用易生火熱燥性體質致迫血妄行，嚴重者將導致高血壓及腦溢血。因 EPO 必須在腎臟中合成。故可加以滋腎陰的藥物增加其療效，並減少實熱之象。

西藥藥理觀點：

1. 效能：增加紅血球的產生。
2. 藥理作用：紅血球生成素是一種賀爾蒙，可以增加紅血球的產生，EPO 必須在腎臟中合成。當腎臟衰竭時，EPO 無法正常合成，在血液透析過程中造成貧血，需要 EPO 來增加紅血球的產生，在給予 EPO 的同時必須注意體內鐵離子的含量，如果體內鐵不足，注射 EPO 而不給予鐵離子是無法使紅血球產生增加，所以鐵離子的攝取也是非常的重要。
3. 副作用 (轉經證)：會產生感冒徵狀，肌肉疼痛，高血壓，腦溢血。

圖解促紅血球生成素之一藥一主證
玉女煎證

轉經證：火熱實邪
週後證型：迫血妄行

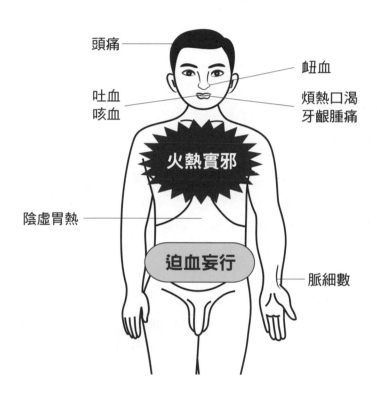

頭痛
衄血
吐血
咳血
煩熱口渴
牙齦腫痛
火熱實邪
陰虛胃熱
迫血妄行
脈細數

參考文獻：

1.Larsson G, Janson ET. Anemia in patients with midgut carcinoid, treated with alpha interferon: effects by erythropoietin treatment on the perceived quality of life. *Eur J Cancer Care* (Engl). 2008 Mar; 17(2): 200-4.

9. 潘生丁 (Dipyridamole)

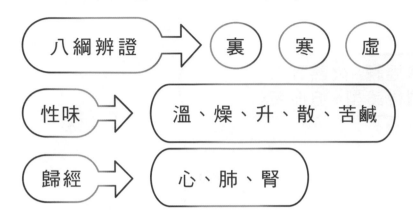

八綱辨證 ➡ 裏　寒　虛

性味 ➡ 溫、燥、升、散、苦鹹

歸經 ➡ 心、肺、腎

中藥藥性觀點：

1. 運用方法：活血通陽。
2. 適用範圍：
   (1) 活血通陽止疼。用於心脈痹阻之胸悶胸疼。
   (2) 宣肺行水。用於風邪閉肺，不能通調水道而顏面周身浮腫，尿少等。
3. 注意事項：裏熱實證體質者慎用，長期服用易有血虛化燥之證。

西藥藥理觀點：

1. 效能：預防心絞痛及慢性狹心症治療。
2. 藥理作用：擴張冠狀血管而改善心肌細胞之血液及氧氣供給，並且促進側枝血管形成。具有抗血栓作用，其可改變血小板各方面的功能，如抑制血小板黏著及凝集。
3. 副作用 (轉經證)：面部潮紅、胃抽痛、虛弱、頭痛、頭暈等。

芎歸膠艾湯證

轉經證：火熱實邪
週後證型：血虛而燥

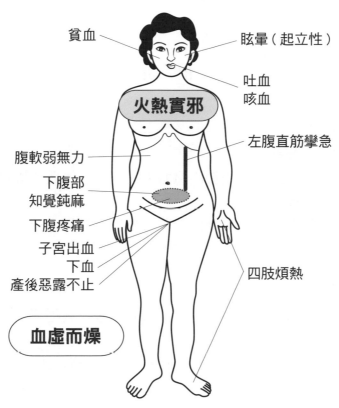

貧血

眩暈（起立性）

吐血
咳血

火熱實邪

左腹直筋攣急

腹軟弱無力

下腹部
知覺鈍麻

下腹疼痛

子宮出血
下血
產後惡露不止

四肢煩熱

血虛而燥

參考文獻：

1. Kruuse C, Lassen LH, Iversen HK, Oestergaard S, Olesen J. Dipyridamole may induce migraine in patients with migraine without aura. *Cephalalgia.* 2006 Aug; 26(8): 925-33.

2. Ushiroyama T, Araki R, Sakuma K, Nosaka S, Yamashita Y, Kamegai H. Efficacy of the kampo medicine xiong-gui-jiao-AI-tang, a traditional herbal medicine, in the treatment of threatened abortion in early pregnancy. *Am J Chin Med.* 2006; 34(5): 731-40.

10. 華法林 (Warfarin)

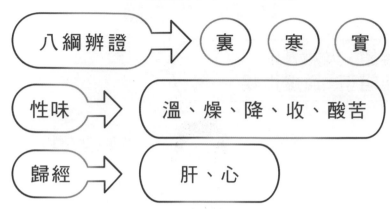

八綱辨證 ➡ 裏 寒 實

性味 ➡ 溫、燥、降、收、酸苦

歸經 ➡ 肝、心

中藥藥性觀點：

1. 運用方法：活血通絡。
2. 適用範圍：活血通絡。用於因風寒濕瘀閉阻經絡而肢體麻木無力、口眼歪斜或偏癱等。
3. 注意事項：因過度的干擾維他命 K 及抑制凝血因子在肝臟的合成，導致肝藏血不足及肝陰虛證型出現。

西藥藥理觀點：

1. 效能：冠狀動脈阻塞、肺栓塞、靜脈血栓塞及其蔓延、伴有栓塞之心房纖維顫動等。
2. 藥理作用：本藥可限制既存的血栓蔓延，但沒有溶解血栓的作用，可干擾維他命 K，抑制凝血因子 II、VII、IX 和 X 在肝臟的合成。
3. 副作用 (轉經證)：噁心、嘔吐、發熱、出血、蕁麻疹、皮膚炎、下痢、脫毛等。
   (1) 若有不正常出血之徵兆，如血尿、吐血、出血性膠質、鼻出血、黑焦油樣糞便、紫點、瘀斑、月經過多等，則劑量需要調整。
   (2) 若發燒、咽喉痛、身體不適，粘膜潰瘍等，或發現肝炎的徵兆，建議停止用藥。
   (3) 建議患者避免大量食用綠葉蔬菜、捲心菜、花椰菜，以及魚、肝等，因為這些富含維他命 K 的食物，會減低口服抗凝血劑之效用。

圖解華法林之一藥一主證

芎歸膠艾湯證

轉經證：肝陰虛
週後證型：血虛

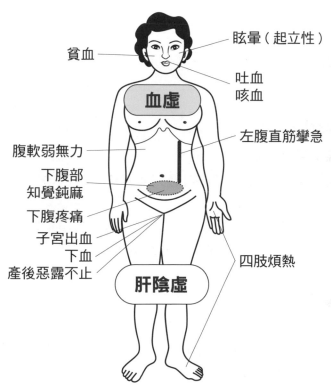

貧血

血虛

腹軟弱無力

下腹部
知覺鈍麻

下腹疼痛

子宮出血
下血
產後惡露不止

肝陰虛

眩暈（起立性）

吐血
咳血

左腹直筋攣急

四肢煩熱

參考文獻：

1.Desai SS, Massad MG, DiDomenico RJ, Abdelhady K, Hanhan Z, Lele H, Snow NJ, Geha AS. Recent developments in antithrombotic therapy: will sodium warfarin be a drug of the past? *Recent Patents Cardiovasc Drug Discov.* 2006 Nov; 1(3): 307-16. Review.

2.Ushiroyama T, Araki R, Sakuma K, Nosaka S, Yamashita Y, Kamegai H. Efficacy of the kampo medicine xiong-gui-jiao-AI-tang, a traditional herbal medicine, in the treatment of threatened abortion in early pregnancy. *Am J Chin Med.* 2006; 34(5): 731-40.

11. 降血脂藥 (Antihyperlipidemia drugs)

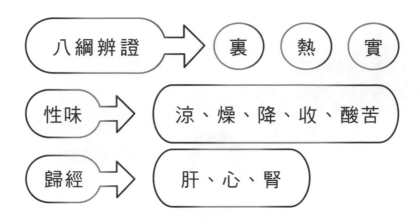

中藥藥性觀點：

1. 運用方法：理血祛瘀。
2. 適用範圍：清心涼肝。用於因過度勞累或七情內傷而心肝火旺之煩躁，頭暈，血壓升高等。
3. 注意事項：此藥以涼燥之性來治實熱之證。服用初期大多數患者有下焦虛寒之現象，一週之後則可見肝腎不足之證型。

西藥藥理觀點：

1. 效能：高脂血症。
2. 藥理作用：降低高膽固醇血症及混合不良脂血症患者之低密度脂蛋白膽固醇及三酸甘油脂。
3. 副作用 (轉經證)：橫紋肌溶解，嚴重肝、腎功能不全，精子減少症。

圖解降血脂藥之一藥一主證
杞 菊 地 黃 丸 證

轉經證：上熱下寒
週後證型：肝腎不足

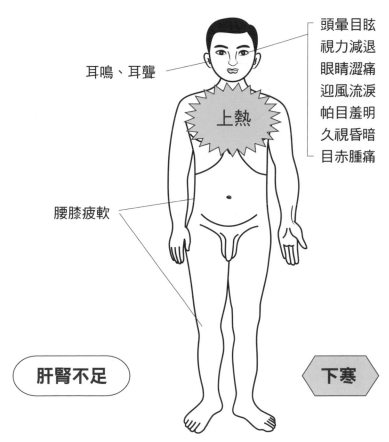

耳鳴、耳聾

頭暈目眩
視力減退
眼睛澀痛
迎風流淚
帕目羞明
久視昏暗
目赤腫痛

上熱

腰膝疲軟

肝腎不足

下寒

參考文獻：

1. Lowyck I, Fevery J. Statins in hepatobiliary diseases: effects, indications and risks.*Acta Gastroenterol Belg.* 2007 Oct-Dec; 70(4): 381-8. Review.
2. 李慧曼. 杞菊地黃丸治療椎 - 基底動脈供血不足性眩暈症 31 例. 貴陽醫學院學報. 1996; 21: 136.

12. 血管收縮素酶抑制劑 (Angiotensin converting enzyme inhibitor，ACEI)

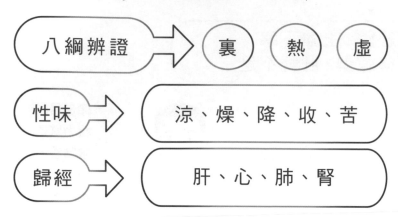

八綱辨證 ➡ 裏　熱　虛

性味 ➡ 涼、燥、降、收、苦

歸經 ➡ 肝、心、肺、腎

中藥藥性觀點：

1. 運用方法：活血涼血。

2. 適用範圍：清熱涼血。用於腎陰虛心火旺之高血壓。

3. 注意事項：此藥涼燥之力過猛，有時可致清竅失聰，味覺異常。過用可燥傷筋脈、發疹等。不可和同為性涼燥之保鉀性利尿劑及性極寒之氯化鉀併用。

西藥藥理觀點：

1. 效能：嚴重性高血壓，腎血管性高血壓及對傳統治療的高血壓無理想效果或發生不良副作用之病人。

2. 藥理作用：本藥為降血壓和預防充血性心衰竭的藥物。可使血管擴張，積壓於心臟的血液便可回流各個部位，間接地預防充血性心衰竭。

3. 副作用（轉經證）：有口乾、咳嗽、味覺降低、血鉀過高、心跳不正常加快、皮膚紅疹、男性女乳化及月經不順及臉部或四肢腫大、關節疼痛等情況發生。

圖解血管收縮素酶抑制劑之一藥一主證

麥味地黃丸證

轉經證：上熱下寒
週後證型：肺腎不足

上熱

弱視
口渴
舌乾燥

耳鳴

自汗盜汗

疲勞倦怠

下腹部軟弱
無力

脈孔弦
或微弱

精力減退
陰萎
遺精

腰痛

多尿或
小便不利

下寒

肺腎不足

參考文獻：

1.Singh NP, Uppal M, Anuradha S, Agarwal A, Rizvi SN. Angiotensin converting enzyme inhibitors and cough--a north Indian study. *J Assoc Physicians India.* 1998 May; 46(5): 448-51.

2. 李桂芳，李邦慧，林德謙，李丕慈 . 麥味地黃丸對陰虛型老年肺結核患者 SOD、IL-2 的影響 . 上海中醫藥雜誌，39 卷 12 期，16-17.

13. 血管收縮素受體阻斷劑 (Angiotensin receptor blockers, ARBs)

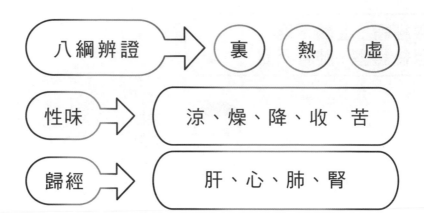

中藥藥性觀點：

1. 運用方法：活血涼血。
2. 適用範圍：活血涼血。用於腎陰虛心火旺之高血壓。
3. 注意事項：此藥燥性較血管收縮素酶抑制劑 (ACEI) 為弱，較不易有乾咳副作用。但仍為涼性之藥，不可和同為性涼燥之保鉀性利尿劑及性極寒之氯化鉀併用。

西藥藥理觀點：

1. 效能：各類型高血壓。
2. 藥理作用：主要作用為阻斷組織中血管加壓素的吸收，由於血管收縮素無法吸收導致血管不會收縮，可治療高血壓。
3. 副作用 (轉經證)：除輕微暈眩及浮腫外無明顯副作用。可能會血中鉀離子濃度升高。

圖解血管收縮素受體阻斷劑之一藥一主證

六味地黃丸證

轉經證：上熱下寒
週後證型：肝腎不足

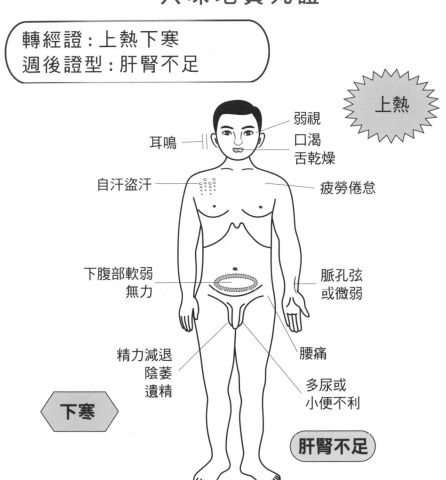

上熱

弱視
口渴
舌乾燥

耳鳴

自汗盜汗

疲勞倦怠

下腹部軟弱
無力

脈孔弦
或微弱

精力減退
陰萎
遺精

腰痛

多尿或
小便不利

下寒

肝腎不足

參考文獻：

1. Mori-Takeyama U, Minatoguchi S, Murata I, Fujiwara H, Ozaki Y, Ohno M, Oda H, Ohashi H. Dual blockade of the rennin-angiotensin system versus maximal recommended dose of angiotensin II receptor blockade in chronic glomerulonephritis. *Clin Exp Nephrol.* 2008 Feb; 12(1): 33-40.

2. Takahashi H, Nakao R, Hirasaka K, Kishi K, Nikawa T. Effects of single administration of Rokumi-gan (TJ-87) on serum amino acid concentration of 6 healthy Japanese male volunteers. *J Med Invest.* 2007 Feb; 54(1-2): 91-8.

14. 乙型阻斷劑 (β -blocker)

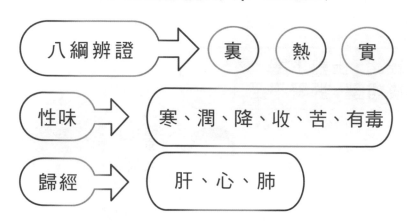

中藥藥性觀點：

1. 運用方法：清心涼血。
2. 適用範圍：
   (1) 鎮肝熄風。用於肝陽上亢，肝風內動之面紅煩躁，頭暈，抽搐震顫及心肝火旺，灼津為痰，痰火擾神之癲狂症。
   (2) 通陽止疼。用於少陽火鬱之偏頭痛，或胸陽痺阻之胸悶心疼症。
3. 注意事項：
   (1) 性寒傷陽，陽虛陰盛(心動過緩或傳導阻滯、心衰者)或肺有宿痰伏飲之哮喘者禁用。
   (2) 過度心跳徐緩可用性大熱之阿托品靜脈注射來解毒。

西藥藥理觀點：

1. 效能：狹心症，不整律(上心室性不整律、心室性心搏過速)控制焦慮性心搏過速，甲狀腺毒症的輔助劑，原發性及腎性高血壓，親鉻細胞瘤，偏頭痛。
2. 藥理作用：屬於 β 腎上腺素受體之競爭性拮抗劑。此藥能降低心臟血液的輸出量，使血管放鬆，達到降血壓的目的。
3. 副作用(轉經證)：四肢冰冷、嘔心、腹瀉、睡眠不佳、倦怠和肌肉疲勞，偶有手部感覺異常。極少數有心跳徐緩、血小板減少、紫斑症和幻覺症。

圖解乙型阻斷劑之一藥一主證
生 脈 散 證

轉經證：心肺氣虛
週後證型：氣陰不足

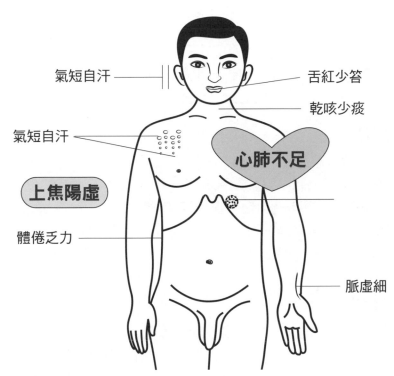

氣短自汗

氣短自汗

上焦陽虛

體倦乏力

舌紅少苔

乾咳少痰

心肺不足

脈虛細

參考文獻：

1. Beattie WS, Wijeysundera DN, Karkouti K, McCluskey S, Tait G. Does tight heart rate control improve beta-blocker efficacy? An updated analysis of the noncardiac surgical randomized trials. *Anesth Analg.* 2008 Apr; 106(4): 1039-48, table of contents.

2. 許堯欽 , 陳榮洲 , 林茂村 . 生脈散對人體血壓、心率與左心室功能的作用研究 . 中醫藥雜誌 . 2003; 14(1): 33-45.

15. 甲型阻斷劑（α-blocker）

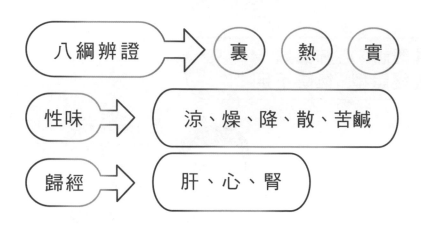

八綱辨證 ➡ 裏　熱　實

性味 ➡ 涼、燥、降、散、苦鹹

歸經 ➡ 肝、心、腎

中藥藥性觀點：

1. 運用方法：活血益腎。

2. 適用範圍：助腎化氣。用於元氣本虛，復加濕熱下注而氣化失職之小便淋漓不暢，或點滴難出，小腹脹急疼痛等。

3. 注意事項：此藥性涼燥，對於濕熱下注所致排尿困難有良效，但久服易有心脾氣血不足等證。

西藥藥理觀點：

1. 效能：高血壓、左心室衰竭、良性前列腺肥大。

2. 藥理作用：能降低全身末梢血管的阻力，血管緊張作用與 α－腎上腺性接受體的阻斷有關，末梢血管的擴張是小動脈，靜脈的平衡作用，腎上腺素激導性的阻斷劑。

3. 副作用（轉經證）：眩暈、頭痛、倦睡、水腫、直立性低血壓。

圖解甲型阻斷劑之一藥一主證

小建中湯證

轉經證：裏寒虛
週後證型：心脾氣血不足

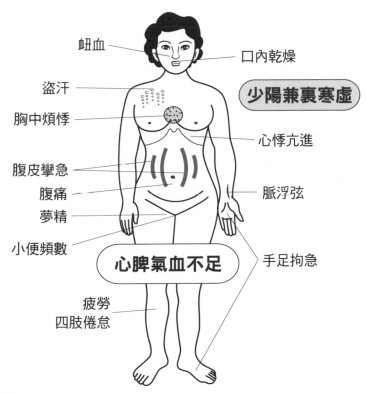

衄血
口內乾燥
盜汗
胸中煩悸
少陽兼裏寒虛
心悸亢進
腹皮攣急
腹痛
脈浮弦
夢精
小便頻數
心脾氣血不足
手足拘急
疲勞
四肢倦怠

參考文獻：

1. Betts A, Atkinson F, Gardner I, Fox D, Webster R, Beaumont K, Morgan P. Impact of physicochemical and structural properties on the pharmacokinetics of a series of alpha1L-adrenoceptor antagonists. *Drug Metab Dispos.* 2007 Aug; 35(8): 1435-45.

2. Kamikawatoko S, Tokoro T, Azuma H, Hamasaki H, Ishida A. Effects of Chinese medicine on bovine ciliary muscles. *Nippon Ganka Gakkai Zasshi.* 1994 Nov; 98(11): 1061-6. Japanese.

16. 亞硝酸劑 (Nitroglycerin)

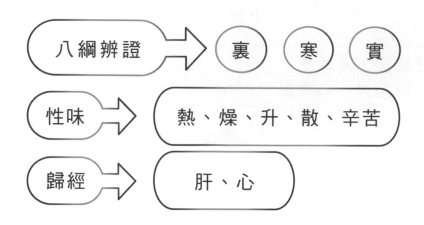

中藥藥性觀點：

1. 運用方法：活血通絡。
2. 適用範圍：通陽止疼。用於胸陽痹阻之胸悶心疼，胸中滯塞等。
3. 注意事項：
   (1) 此藥升浮性大熱，有舌下及口服劑型，舌下作用太過快速常可導致虛火上炎，如頭痛、潮紅等，口服劑型初期亦有此現象，可用性寒之乙型阻斷劑來降此劑之虛火，兩藥合用，一升一降為絕佳藥對，惟血燥性未除，必要時可佐以溫清飲。
   (2) 口服劑型久服易造成裏熱兼血虛證型。

西藥藥理觀點：

1. 效能：治療及預防狹心症之發作。
2. 藥理作用：預防及治療心絞痛，基本作用是使平滑肌弛緩，而降低左心室的心臟收縮前負荷和心臟收縮後負荷。
3. 副作用 (轉經證)：暈眩，頭痛，貧血。

圖解亞硝酸劑之一藥一主證

溫 清 飲 證

轉經證：虛火上逆
週後證型：裏熱虛

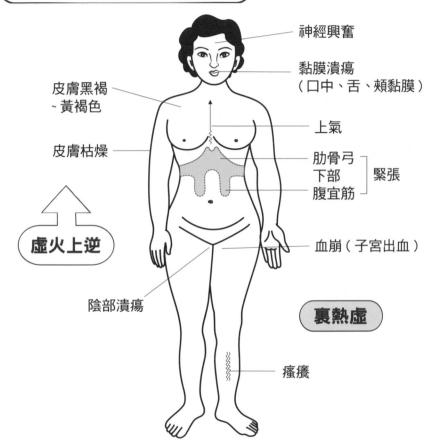

神經興奮

黏膜潰瘍
（口中、舌、頰黏膜）

皮膚黑褐
~黃褐色

上氣

皮膚枯燥

肋骨弓
下部　　緊張
腹直筋

虛火上逆

血崩（子宮出血）

裏熱虛

陰部潰瘍

瘙癢

參考文獻：

1. Hollenberg SM. Vasodilators in acute heart failure. *Heart Fail Rev.* 2007 Jun; 12(2): 143-7. Review.

2. Tanabe H, Suzuki H, Nagatsu A, Mizukami H, Ogihara Y, Inoue M. Selective inhibition of vascular smooth muscle cell proliferation by coptisine isolated from Coptis rhizoma, one of the crude drugs composing Kampo medicines Unsei-in. *Phytomedicine.* 2006 May; 13(5): 334-42.

17. 烟酸 (Nicotinic acid， niacin)

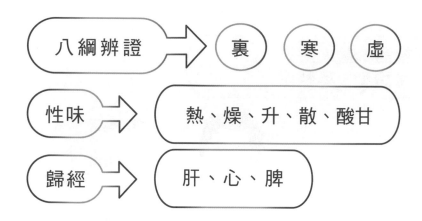

八綱辨證 ➡ 裏　寒　虛

性味 ➡ 熱、燥、升、散、酸甘

歸經 ➡ 肝、心、脾

中藥藥性觀點：

1. 運用方法：養血通絡

2. 適用範圍：養血通絡。用於氣血不足，經絡痹阻之肢體麻木疼痛或濕痰瘀等阻於清竅之眩暈偏癱等症。

3. 注意事項：

　(1) 此藥可助肝火，重者迫血妄行而引起出血。

　(2) 久服此藥證型大多為轉變為裏熱實證。

西藥藥理觀點：

1. 效能：頭痛、偏頭痛、肩部酸痛、眩暈、凍瘡、四肢麻痺。

2. 藥理作用：

　(1)有血管擴張作用，亦具有毛細血管擴張性，及緩解毛細動脈的緊張。

　(2) 血管擴張作用，不僅在皮膚及四肢血管，而且在腦血管、冠動脈等均可見到。對於頭重、頭痛、偏頭痛、眩暈、耳鳴，四肢麻痺等具有卓效。

3. 副作用 (轉經證)：胃腸不適，潮紅，感覺異常，搔癢。

4. 禁忌：肝機能障礙，消化性潰瘍，低血壓，胃炎。

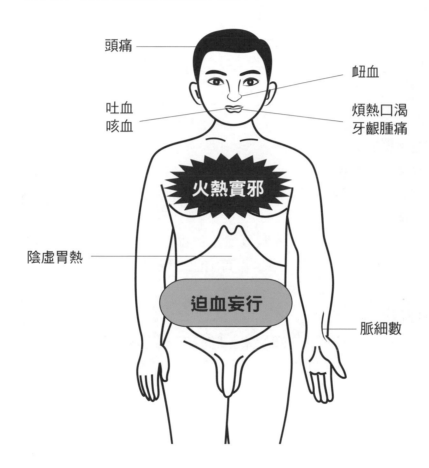

圖解烟酸之一藥一主證

玉 女 煎 證

轉經證：火熱實邪
週後證型：迫血妄行

頭痛

吐血
咳血

衄血

煩熱口渴
牙齦腫痛

火熱實邪

陰虛胃熱

迫血妄行

脈細數

第二章　循環系統用藥

參考文獻：

1.Drexel H. Nicotinic acid in the treatment of hyperlipidaemia. *Fundam Clin Pharmacol.* 2007 Nov; 21 Suppl 2: 5-6. Review.

18. 尿激酶 (Urokinase)

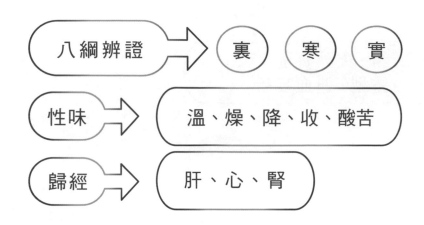

八綱辨證 ➡ 裏　寒　實

性味 ➡ 溫、燥、降、收、酸苦

歸經 ➡ 肝、心、腎

中藥藥性觀點：

1. 運用方法：破血祛瘀。

2. 適用範圍：破血祛瘀。用於經絡為邪阻，氣血不通，阻於清竅之眩暈、偏癱等症。

3. 注意事項：因破經絡之邪而致氣虛不能攝血，進而導致嚴重血虛。肝病者 (肝不藏血) 則需注意是否有出血之現象。

西藥藥理觀點：

1. 效能：用於腦血栓形成、腦栓塞、肺栓塞、肢體周圍動脈血栓、中央視網膜動靜脈血栓以及急性心肌梗塞。

2. 藥理作用：為溶血栓藥，能直接啟動纖維蛋白溶酶原轉變為纖維蛋白酶，使形成血栓的纖維蛋白水解，從而使血栓溶解。

3. 副作用 (轉經證)：

   (1) 能引起過敏反應，如出現頭痛、噁心、嘔吐等症狀；用藥期間應作凝血象的監護觀察，如發現有出血傾向，立即停用。

   (2) 鐮形紅細胞疾病患者禁用；嚴重高血壓、嚴重肝病及出血傾向患者慎用。

圖解尿激酶之一藥一主證
芎歸膠艾湯證

轉經證：氣虛不能攝血
週後證型：血虛

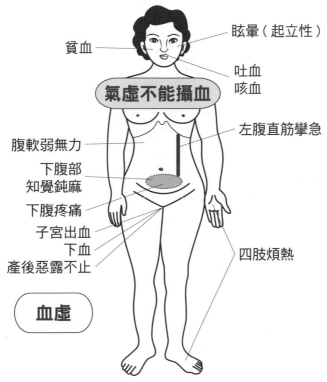

貧血

眩暈（起立性）

吐血
咳血

氣虛不能攝血

左腹直筋攣急

腹軟弱無力

下腹部
知覺鈍麻

下腹疼痛

子宮出血
下血
產後惡露不止

四肢煩熱

血虛

參考文獻：

1. Li YJ, Cao DY, Chen SZ. Effect of vacuum-assisted closure on the expression of urokinase-type plaminogen activator and urokinase-type plasminogen activator receptor in acute and chronic wounds healing. *Zhonghua Zheng Xing Wai Ke Za Zhi.* 2006 Jul; 22(4): 306-9. Chinese.

2. Ushiroyama T, Araki R, Sakuma K, Nosaka S, Yamashita Y, Kamegai H. Efficacy of the kampo medicine xiong-gui-jiao-AI-tang, a traditional herbal medicine, in the treatment of threatened abortion in early pregnancy. *Am J Chin Med.* 2006; 34(5): 731-40.

19. 氟桂利嗪 (Flunarizine)

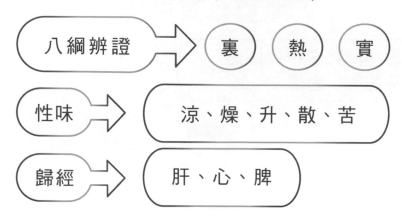

八綱辨證 ➡ 裏　熱　實

性味 ➡ 涼、燥、升、散、苦

歸經 ➡ 肝、心、脾

中藥藥性觀點：

1. 運用方法：宣痹通陽。
2. 適用範圍：通陽氣。用於邪毒閉阻陽氣，不能通達四肢皮腠之面色青紫，四肢紫紺，胸悶，心慌煩躁等。
3. 注意事項：初期易有心血不足之證，長期使易導致心脾兩虛。

西藥藥理觀點：

1. 效能：噁心、暈眩、迷路障礙、暈動病、末梢血管循環障礙。
2. 藥理作用：可使鈣離子發揮作用而被選擇性的阻斷，經臨床研究顯示可控制前庭興奮性及改善腦血管和因腦部周邊血管障礙所引起之症狀，而且可防止偏頭痛發作。
3. 副作用 (轉經證)：
   (1) 於一般服用的標準劑量下，會偶有短暫性的疲勞感及嗜眠情況發生，而導致患者有四肢無力或表情呆滯的情況出現。也可能會有壓抑憂鬱，錐體外徑反應或因帕金森氏症而伴有的顏面運動困難、運動遲頓及顫抖的情形產生。在使用本品預防偏頭痛時，患者體重會有增加的現象。
   (2) 在用於治療時可能會引起患者的抑鬱及錐體外徑症狀，老年人於使用本品時應特別注意小心。

圖解氟桂利嗪之一藥一主證

歸脾湯證

轉經證：心血不足
週後證型：心脾兩虛

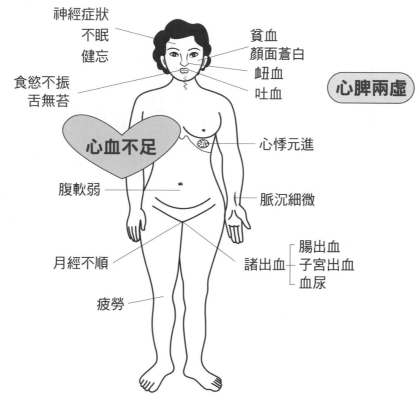

神經症狀
不眠
健忘

食慾不振
舌無苔

心血不足

腹軟弱

月經不順

疲勞

貧血
顏面蒼白
衄血
吐血

心脾兩虛

心悸亢進

脈沉細微

諸出血 — 腸出血
子宮出血
血尿

參考文獻：

1. Wang YJ, Wang J, Zhang HY, He HB, Tang X. Formulation, preparation and evaluation of flunarizine-loaded lipid microspheres. *J Pharm Pharmacol.* 2007 Mar; 59(3): 351-7.

2. 吳宗修，陳立奇，郭詩湧，楊玲玲. 中藥方劑 "歸脾湯" 之臨床實證研究. 藥學雜誌 2005; 21(4): 8-17.

第三章 內分泌系統用藥

內分泌用藥大多屬醫的新陳代謝科，主要的病人群大多為糖尿病及甲狀腺的患者身上，另外本書也將荷爾蒙及痛風用藥歸在其中，茲就其用藥分別介紹：

西藥	效用分類	表裏	寒熱	虛實	藥性	燥潤	升降	收散	味	歸經
腎上腺素	溫通血脈	裏	寒	虛	熱	燥	升	收	辛鹹	心肺腎
抗甲狀腺素	清心瀉火	裏	熱	實	寒	燥	降	收	苦	心肺
甲狀腺素	溫補心陽	裏	寒	虛	熱	燥	升	散	辛	心肺
黃體酮	調補肝腎	裏	熱	虛	溫	潤	降	收	鹹	肝肺腎
乙烯雌酚	調補肝腎	裏	熱	虛	溫	潤	收	收	鹹	肝腎
縮二胍類	滋陰潛陽	裏	熱	虛	涼	潤	降	收	甘鹹	肝脾腎
胰島素	滋陰養血	裏	熱	虛	涼	潤	降	收	甘	脾肺腎
磺基尿素類	補氣滋陰	裏	熱	實	涼	潤	收	收	甘鹹	肝脾腎
副腎皮質素	溫補腎陽	裏	寒	虛	熱	潤	降	收	鹹	心肺腎
別嘌呤醇	溫陽止痛	裏	寒	實	溫	燥	降	散	苦	腎膀胱
秋水仙素	解熱止痛	裏	熱	實	涼	燥	降	散	苦辛	腎膀胱
威而剛	溫補腎陽	裏	寒	虛	熱	燥	升	散	苦鹹	心腎

有關於內分泌用藥除重症外還應重證，若不對證只重症狀治療的話；將會大大提高西藥的副作用。以糖尿病病因為例來說明：

糖尿病是一種遺傳基因決定的全身慢性代謝性疾病。由於體內胰島素的相對或絕對不足而引起糖、脂肪和蛋白質代謝的紊亂。其主要特點是高血糖及糖尿。

臨床表現早期無症狀，發展到症狀其臨床上可出現多尿、多飲、多食、疲倦、消瘦等症候群，嚴重是發生酮症酸中毒。

根據本病多食、多飲、多尿、消瘦的臨床特點，屬於中醫學的「消渴」或「消癉」的範疇。

治療尚可分辨病位：消渴證，首辨三消臟腑定位：

上消──肺燥──飲多食不多，大便如常，溲多而頻。

中消──胃火燔煉──善渴善飢，能食而瘦，溺赤便閉。

下消──腎虛火旺──精髓枯竭，引水自救，隨即溲下，小便稠濁如膏。

及辨虛實 (虛火、實火)。本證多火，多虛。其中正虛為本，人亦多為虛火。初起年壯者，邪熱有餘的實火證，有時也有所見。

邪火實證：大渴引飲，消穀善飢，心煩，便溏，溲頻或赤，肌肉消瘦，脈數。

虛證陰火：五心熱，面目黧瘦，耳輪焦枯，面赤肩紅，盜汗，懶食乾瘦，小便赤或小溲不攝，尿如脂膏、麩片，脈虛、細數。

消渴屬慢性病，水精下泄，久則多虛，常當滋補。雖或見有實證、火證，當慮本虛標實，其火屬虛火；實證亦與積滯、胃家實證有異。治療上苦寒大劑、承氣峻攻，亦當慎用，使用西藥者若不辨證當極危險。

臨床藥理作用及副作用

西藥	效能	副作用
腎上腺素	升壓，抗休克	高血壓，口乾，便秘，排尿困難
抗甲狀腺素	甲狀腺亢進	無顆粒球症，甲狀腺機能低下
甲狀腺素	甲狀腺補充	巴塞杜病 (發胖，心悸，出汗)，骨質疏鬆
黃體酮	安胎，痛經，泌乳	噁心，嘔吐，頭痛，體液滯留，血脂增加，憂慮
乙烯雌酚	更年期障礙，斷奶	噁心，嘔吐，頭痛，暈眩，肝障礙，血栓症
縮二胍類	降血糖	低血糖，乳酸中毒
胰島素	降血糖	低血糖，蕁麻疹，皮膚變硬症
磺基尿素類	降血糖	低血糖，光過敏症，肝障礙，貧血
副腎皮質素	氣喘，免疫性疾病	胃潰瘍，骨質疏鬆，糖尿病，月亮臉，水牛肩，多毛
別嘌呤醇	痛風，抑制尿酸合成	再生不良性貧血，排尿疼痛，血尿，眼充血，口內炎
秋水仙素	痛風止痛劑	下痢，噁心，嘔吐，腹痛，灼熱感，乏尿，血尿
威而剛	器質性勃起功能異常	頭痛，紅疹，腹瀉，鼻塞

SLE 病例

　　李姓患者 16 歲，身高 152 公分，體重 40 公斤，就讀高中，曾於民國 97 年 6 月 24 日因身熱、關節痛、食慾不佳、小便起泡、體重下降、嚴重掉頭髮至家醫科門診求診，家醫科抽血驗尿檢查發現血液及尿液樣本有異，轉至風濕免疫科進行免疫檢查，風濕免疫科確定診斷為 SLE。

　　藥物：使用大劑量類固醇 8 顆 (prednisolone, 1mg/kg) 進行治療，但此患者害怕高劑量類固醇副作用，強烈表達不願使用大劑量類固醇，接受中西醫結合治療，以期能在減少類固醇劑量的同時，仍達到應有的治療效果。試依西藥藥性分析服用後之一藥一主證之關係，分析本病例的藥物所引起的證型，並提出其一藥一主證之方藥。

筆記

1. 腎上腺素 (Adrenaline, Epinephrine, AD)

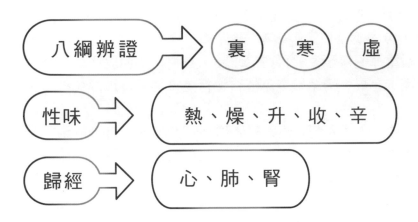

八綱辨證 ⟹ 裏　寒　虛

性味 ⟹ 熱、燥、升、收、辛

歸經 ⟹ 心、肺、腎

中藥藥性觀點：

1. 運用方法：溫通血脈。
2. 適用範圍：
   (1) 回陽救逆。用於邪毒過盛，正氣不支，陽氣欲脫之四肢濕冷發花，煩躁或嗜睡等。
   (2) 溫通血脈。用於風寒濕邪等到痹阻血脈而肢體麻木疼痛，頭疼，凍瘡等。
   (3) 溫化水飲。用於水飲阻肺凌心之喘促氣急，心悸水腫等。
3. 注意事項：此藥為扶正祛邪之劑。凡氣滯濕阻、食滯胸悶、熱毒瘡瘍、表實邪盛及陰虛陽亢等症，不宜應用。

西藥藥理觀點：

1. 效能：止血、氣喘。
2. 藥理作用：收縮末梢血管與毛細管，亢進心臟機能。
3. 副作用：噁心、嘔吐、心悸、胸悶、脈率不整、面色發紅、血壓異常上升、呼吸困難。
4. 禁忌：高血壓、血管硬化、糖尿病、肺氣腫、高齡者與對本藥過敏之患者。

圖解腎上腺素之一藥一主證
麥門冬湯證

> 轉經證：陰虛陽亢
> 週後證型：（靜脈輸注）亡陰

（靜脈輸注）亡陰

嘔逆

顏面紅潮

咽喉不利
咽喉乾燥感
刺戟感

咳嗽（痙攣）
呼吸促迫
痰（少而不易咳出）

嗄聲

氣上逆
（上氣）

心下痞

皮膚枯燥

脈浮大弱

陰虛陽亢

參考文獻：

1.Fricker M, Helbling A. Emergency due to allergy: the therapy--adrenaline for physicians and patients. *Ther Umsch.* 2005 Jun; 62(6): 345-9. Review. German.

2.Watanabe N, Gang C, Fukuda T. The effects of bakumondo-to (mai-men-dong-tang) on asthmatic and non-asthmatic patients with increased cough sensitivity. *Nihon Kokyuki Gakkai Zasshi.* 2004 Jan; 42(1): 49-55. Japanese.

2. 抗甲狀腺素藥物 (Thionamide 類藥物)

一般所指的甲狀腺藥物是指 thionamide 類藥物，它含有一個 thioureylene 結構，目前有三種藥物上市，propylthiouracil(Procil) 是屬於 thiouracil 構造，methimazole(Tapazole) 和 carbimazole(Neothyreostat) 是屬於 imidazole 構造，carbimazole 在體內可迅速變為 methimazole，這二種藥物可視為相同。

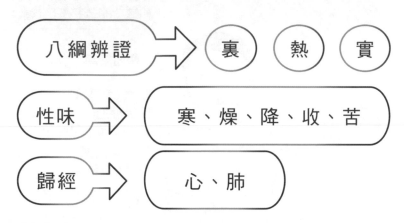

八綱辨證 → 裏　熱　實

性味 → 寒、燥、降、收、苦

歸經 → 心、肺

中藥藥性觀點：

1. 運用方法：清心瀉火。
2. 適用範圍：鎮心安神。用於心氣本虛而驚悸怔忡，大汗淋漓，脈細速，煩躁欲死者。
3. 注意事項：
   (1) 此類藥性寒，不宜和熱性藥物服用。
   (2) 久服易導致心肺不足，上焦陽虛等證。

西藥藥理觀點：

1. 效能：甲狀腺機能亢進。
2. 藥理作用：甲狀腺荷爾蒙合成的抑制。
3. 副作用：發燒、咽頭痛等無顆粒細胞症、甲狀腺腫、甲狀腺機能降低、關節痛、肌肉痛、淋巴節腫脹、唾液腺肥大、厭倦感、浮腫、味覺減退等症狀。

圖解抗甲狀腺素之一藥一主證

生 脈 散 證

轉經證：心肺不足
週後證型：上焦陽虛

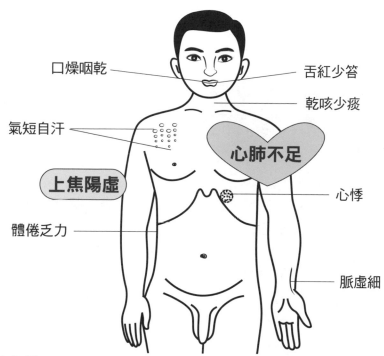

口燥咽乾

舌紅少笞

乾咳少痰

氣短自汗

心肺不足

上焦陽虛

心悸

體倦乏力

脈虛細

參考文獻：

1. Abraham P, Avenell A, Watson WA, Park CM, Bevan JS. Antithyroid drug regimen for treating Graves' hyperthyroidism. *Cochrane Database Syst Rev.* 2005 Apr 18; (2): CD003420. Review.

2. Meyer-Gessner M, Benker G, Lederbogen S, Olbricht T, Reinwein D. Antithyroid drug-induced agranulocytosis: clinical experience with ten patients treated at one institution and review of the literature. *J Endocrinol Invest.* 1994 Jan; 17(1): 29-36. Review.

3. 許堯欽，陳榮洲，林茂村. 生脈散對人體血壓、心率與左心室功能 的作用研究. 中醫藥雜誌. 2003; 14(1): 33-45。

3. 甲狀腺素 (Thyroxine)

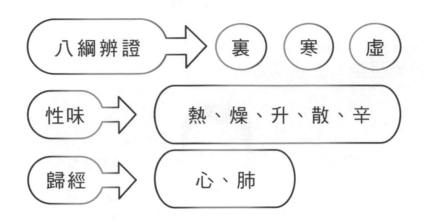

八綱辨證 ➡ 裏　寒　虛

性味 ➡ 熱、燥、升、散、辛

歸經 ➡ 心、肺

中藥藥性觀點：

1. 運用方法：溫補心陽。
2. 適用範圍：溫陽復脈。用於心陽虛損，不能鼓動血脈之脈遲無力，頭暈心慌，甚則暈厥等症。
3. 注意事項：
   (1) 此類藥性熱，不宜和寒性藥物服用。
   (2) 久服易導致心包火炎，上焦蘊熱等證，舌尖紅赤為此藥證型判斷標準。

西藥藥理觀點：

1. 效能：甲狀腺分泌不足，基本代謝機能障礙，粘液性水腫，輔助呆小症、肥胖症的治療。
2. 藥理作用：會改變粒腺體外膜滲透性，主要作用為增加體內代謝速度，增加基礎代謝率 BMR。
3. 副作用：心悸亢進，不整脈，狹心病，震顫，不眠，頭痛眩暈，發汗，神經過敏，興奮，不安感，躁鬱，食慾不振，嘔吐，下痢，肌肉痛，月經障礙，體重減少，脫力感，皮膚潮紅。

圖解甲狀腺素之一藥一主證
清心蓮子飲證

轉經證：心包火炎
週後證型：上焦蘊熱

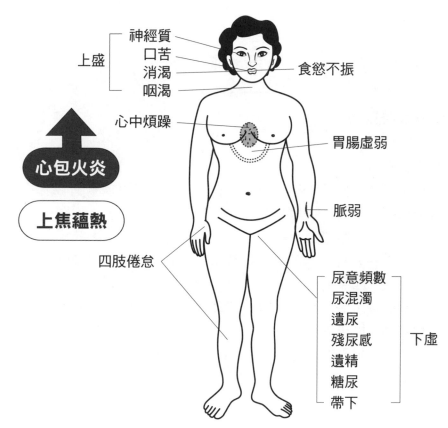

參考文獻：

1. Tremont G, Stern RA. Use of thyroid hormone to diminish the cognitive side effects of psychiatric treatment. *Psychopharmacol Bull.* 1997; 33(2): 273-80. Review.

2. Terada T, Ishikawa S, Katayama T. Therapeutic experiences of seishinrenshiin in patients with equivocal complaints of the lower urinary tract. *Hinyokika Kiyo.* 1985 Jul; 31(7): 1253-6. Japanese.

4. 黃體酮 (Progesterone)

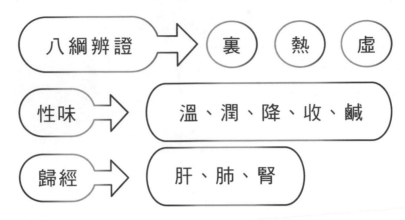

中藥藥性觀點：

1. 運用方法：調補肝腎。

2. 適用範圍：

   (1) 補益肝腎，止血安胎。用於因先天不足或素體本虛復加跌仆損傷，無以顧護胎元之胎動下血，小腹墜脹等。

   (2) 激動宗氣。用於因元氣不足，入睡之後宗氣無主，肺氣渙散之呼吸表淺甚或暫停；以及久病體虛，宗氣衰竭，無以鼓動肺氣之呼吸表淺，節律失常等。

   (3) 調補肝腎，活血利水。用於肝腎受損，血瘀水阻之腹大脹滿，身重水腫，尿少等。

3. 注意事項：本品雖為補益肝腎，但長期服用反而會抑制體內的黃體酮。服藥初期有和固醇類藥物相似的上熱下寒證型，久服會有肝腎不足之證型。

西藥藥理觀點：

1. 效能：無卵性卵巢失調症、月經不順、習慣性流產、促進乳汁分泌機能、子宮發育不全等。

2. 藥理作用：

   (1) 具有抗雌激性的活性。

   (2) 若使用大劑量時，會產生異化作用，且鈉與氯會漏失。

3. 副作用：噁心、嘔吐、頭痛、體液滯留、血脂增加、憂慮。

圖解黃體酮之一藥一主證

六 味 地 黃 丸 證

轉經證：上熱下寒
週後證型：肝腎不足

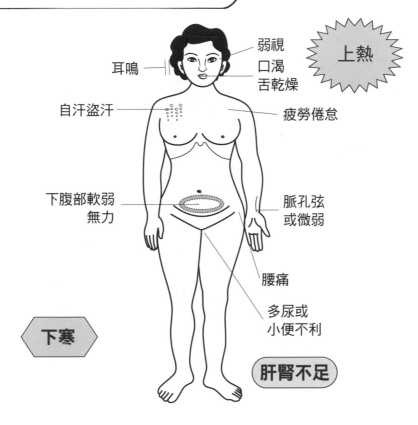

耳鳴

弱視
口渴
舌乾燥

上熱

自汗盜汗

疲勞倦怠

下腹部軟弱
無力

脈孔弦
或微弱

腰痛

多尿或
小便不利

下寒

肝腎不足

參考文獻：

1. Takahashi H, Nakao R, Hirasaka K, Kishi K, Nikawa T. Effects of single administration of Rokumi-gan (TJ-87) on serum amino acid concentration of 6 healthy Japanese male volunteers. *J Med Invest.* 2007 Feb; 54(1-2): 91-8.
2. Yamada K, Yagi G, Kanba S. Effectiveness of herbal medicine (Rokumigan and Hachimijiogan) for fatigue or loss of energy in patients with partial remitted major depressive disorder. *Psychiatry Clin Neurosci.* 2005 Oct; 59(5): 610-2.

5. 乙烯雌酚 (Diethylstilbestrol，DES)

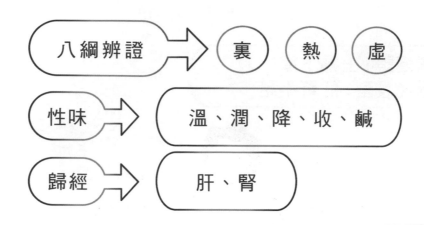

八綱辨證 ➡ 裏　熱　虛

性味 ➡ 溫、潤、降、收、鹹

歸經 ➡ 肝、腎

中藥藥性觀點：

1. 運用方法：調補肝腎。

2. 適用範圍：

　(1) 資助天癸。用於女子子宮發育不全症。

　(2) 疏肝理氣止痛。用於肝腎不足，疏泄不暢，氣失條達之月經不調，乳房作脹等，並用於回乳。

3. 注意事項：性溫，過用則易生邪火而動血。

西藥藥理觀點：

1. 效能：

　(1) 消除絕經期之綜合症狀。

　(2) 抑制不欲親自哺乳之產婦乳汁之分泌。

　(3) 動情素可減輕前列腺癌，及其所引起之遷徒性癌病，以代替外科治療。

2. 藥理作用：為強力的合成雌激素，具有各種天然動情素之作用。

3. 副作用：肝障礙，血栓症。經常產生噁心，嘔吐及頭痛，眩暈。

圖解乙烯雌酚之一藥一主證

六味地黃丸證

轉經證：上熱下寒
週後證型：肝腎不足

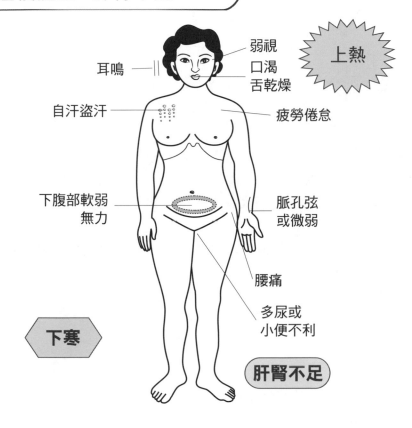

上熱

耳鳴

弱視
口渴
舌乾燥

疲勞倦怠

自汗盜汗

下腹部軟弱
無力

脈孔弦
或微弱

腰痛

多尿或
小便不利

下寒

肝腎不足

參考文獻：

1. Takahashi H, Nakao R, Hirasaka K, Kishi K, Nikawa T. Effects of single administration of Rokumi-gan (TJ-87) on serum amino acid concentration of 6 healthy Japanese male volunteers. *J Med Invest.* 2007 Feb; 54(1-2): 91-8.

2. Yamada K, Yagi G, Kanba S. Effectiveness of herbal medicine (Rokumigan and Hachimijiogan) for fatigue or loss of energy in patients with partial remitted major depressive disorder. *Psychiatry Clin Neurosci.* 2005 Oct; 59(5): 610-2.

6. 縮二胍類（Biguanide 類）

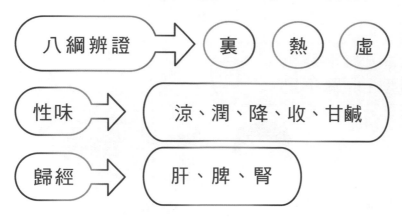

八綱辨證 ➡ 裏　熱　虛

性味 ➡ 涼、潤、降、收、甘鹹

歸經 ➡ 肝、脾、腎

中藥藥性觀點：

1. 運用方法：滋陰潛陽。
2. 適用範圍：滋腎養心，引火歸元。用於腎不養心，心火獨旺之夜啼不安，多汗易驚等。
3. 注意事項：會有代償性陽亢證型出現，一週後因體內迴饋作用導致陰虛證型出現。

西藥藥理觀點：

1. 效能：糖尿病。
2. 藥理作用：
   (1) 能增加葡萄糖的周邊利用。
   (2) 能減輕體重，防止體重加，可與 Sulphonylurea 類藥物併用，來治療糖尿病症。
   (3) 能使血糖處在正常穩定的血中值，但對正常人和糖尿病病患的血糖毫無作用。
   (4) 不會刺激胰臟的 β-Cell 產生更多 Insulin，但可使糖尿病病患充分使用體內現有 Insulin。
   (5) 在體內不會被新陳代謝，經由尿液和糞便排出。
3. 副作用：酮酸中毒和糖尿病昏迷。

圖解縮二胍類之一藥一主證
六味地黃丸證

轉經證：（代償）陽亢
週後證型：（迴饋）陰虛

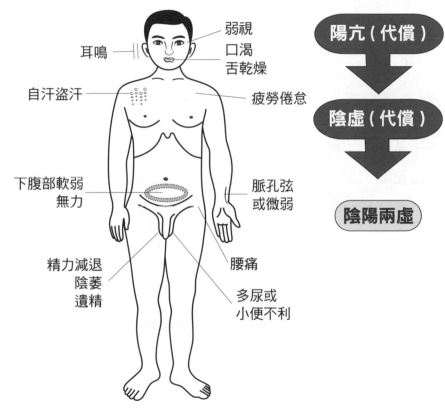

弱視
口渴
舌乾燥
耳鳴
自汗盜汗
疲勞倦怠
下腹部軟弱無力
脈孔弦或微弱
精力減退
陰萎
遺精
腰痛
多尿或小便不利

陽亢（代償）

陰虛（代償）

陰陽兩虛

參考文獻：

1. Takahashi H, Nakao R, Hirasaka K, Kishi K, Nikawa T. Effects of single administration of Rokumi-gan (TJ-87) on serum amino acid concentration of 6 healthy Japanese male volunteers. *J Med Invest.* 2007 Feb; 54(1-2): 91-8.

2. Yamada K, Yagi G, Kanba S. Effectiveness of herbal medicine (Rokumigan and Hachimijiogan) for fatigue or loss of energy in patients with partial remitted major depressive disorder. *Psychiatry Clin Neurosci.* 2005 Oct; 59(5): 610-2.

7. 胰島素 (Insulin)

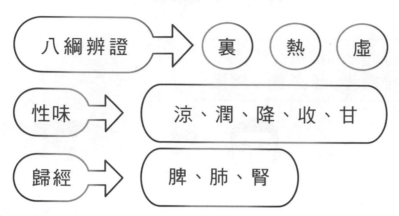

中藥藥性觀點：

1. 運用方法：滋陰養血。

2. 適用範圍：滋陰養血。用於脾陰不足之消渴症，無以上注於目之視物昏花。亦用於肝燥傷脾之噁心。

3. 注意事項：糖尿病中醫稱之為消渴症；消渴症分上、中、下三消。舌燥，數脈屬上消。多食，脈滑屬中消。頻尿，目眩，易疲勞屬下消。

西藥藥理觀點：

1. 效能：糖尿病性酮酸中毒或昏迷之緊急治療，胰島素依賴型糖尿病患者之開始治療。

2. 藥理作用：

   (1) 有效促進紋狀肌肉細胞和脂肪組織對葡萄糖的吸收。

   (2) 刺激肌肉和肝糖的合成，同時能抑制糖質新生。

   (3) 增進三酸甘油脂的形成。

   (4) 促進胺基酸與肌肉蛋白質結合。

   (5) 促進蛋白質合成、降低高血糖，預防糖尿病性酸中毒和昏迷以及糖尿現象。

3. 副作用：過敏休克、血壓下降、血管神經性浮腫、發汗、蕁麻疹、注射部位容易發紅、腫脹。

圖解胰島素之一藥一主證
玉屏風散證

轉經證：表虛
週後證型：氣虛

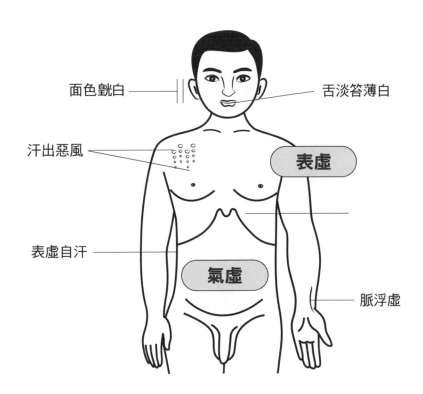

面色㿠白 — 舌淡笞薄白

汗出惡風

表虛

表虛自汗

氣虛

脈浮虛

參考文獻：

1.Frier BM. How hypoglycaemia can affect the life of a person with diabetes. Diabetes *Metab Res Rev.* 2008 Feb; 24(2): 87-92. Review.

2. 鄭國揚 . 過敏性鼻炎中醫辨證分型與免疫學之研究及玉屏風散對正常人體白血球釋出組織胺、間白素 -4 體外試驗之探討 . 86 年中國醫學大學中國醫學研究所博士論文 .

8. 磺基尿素類 (Sulphonylurea 類)

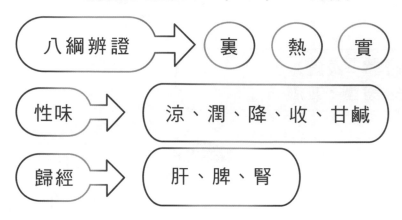

八綱辨證 ➡ 裏　熱　實

性味 ➡ 涼、潤、降、收、甘鹹

歸經 ➡ 肝、脾、腎

中藥藥性觀點：

1. 運用方法：補氣滋陰。

2. 適用範圍：養陰熄風，用於腎不養肝，筋脈失養之手足搐搦，項強吊睛等。

3. 注意事項：和縮二脲類相似，一樣會有代償性陽亢證型出現，一週後因體內迴饋作用導致氣血兩虛證型出現。

西藥藥理觀點：

1. 效能：成年型糖尿病症狀之病人。

2. 藥理作用：本藥的降血糖作用為漸進式，故服用較不致於產生低血糖的情況。本藥還可以減少血小板的黏著及聚集、恢復 β 細胞對葡萄糖的敏感性等。

3. 副作用：

   (1) 服用本藥尚無發現有明顯副作用。光過敏症，貧血，肝障礙為少見的副作用。

   (2) 本藥不適合用來治療有酮中毒之嚴重的胰島素依賴型糖尿病及未成年型糖尿病。

圖解磺基尿素類之一藥一主證
桂附八味丸證

轉經證 :(代償) 陽亢
週後證型 :(迴饋) 氣血兩虛

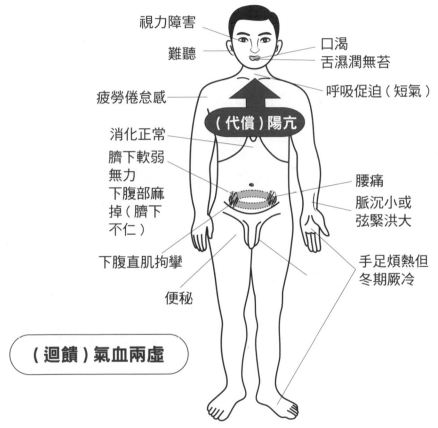

視力障害
難聽
疲勞倦怠感
消化正常
臍下軟弱
無力
下腹部麻
掉 (臍下
不仁)
下腹直肌拘攣
便秘

口渴
舌濕潤無苔
呼吸促迫 (短氣)
(代償) 陽亢
腰痛
脈沉小或
弦緊洪大
手足煩熱但
冬期厥冷

(迴饋) 氣血兩虛

參考文獻：

1.Harrower AD. Comparative tolerability of sulphonylureas in diabetes mellitus. *Drug Saf.* 2000 Apr; 22(4): 313-20. Review.

2.Hirotani Y, Ikeda T, Ikeda K, Yamamoto K, Onda M, Arakawa Y, Li J, Kitamura K, Kurokawa N. Effects of Hachimi-jio-gan (Ba-Wei-Di-Huang-Wan) on intestinal function in streptozotocin-induced diabetic rats. *Yakugaku Zasshi.* 2007 Sep; 127(9): 1509-13.

9. 副腎皮質素 (Steroid hormone)

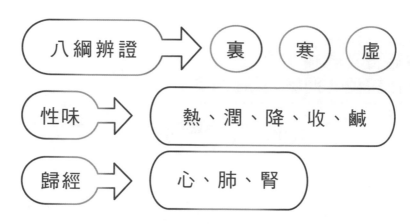

八綱辨證 ➡ 裏　寒　虛

性味 ➡ 熱、潤、降、收、鹹

歸經 ➡ 心、肺、腎

中藥藥性觀點：

1. 運用方法：溫補腎陽。

2. 適用範圍：助正抑邪，平喘退熱。該類藥物源本於腎。能激發元氣而助正抑邪，用於邪氣過盛之寒顫高熱，實邪閉肺或肺腎失納之喘促不止等。

3. 注意事項：本品雖可溫補腎陽，但長期服用反而會抑制體內生產副腎皮質素，反需更大量的副腎皮質素，如此導致惡性循環。服用副腎皮質素其體內證型主要可成三階段：服用此藥品第三至五天會有代償性陰虛證型出現，第六至十天後會有代償性陽虛證型出現。第十天後因體內副腎皮質素極度被抑制導致陽陰兩虛證型出現。

西藥藥理觀點：

1. 效能：風濕關節炎、阿狄森氏病、皮膚炎、搔癢症、紅斑性狼瘡、痛風、氣喘。

2. 藥理作用：本品能直接作用於毛細血管，使炎症患部消炎，緩和過敏症狀，對於過敏性皮膚炎，搔癢症氣喘等有功效。

3. 副作用：輕微皮膚灼熱，乾燥，胃潰瘍，骨質疏鬆，血糖上升、皮膚毛髮增生、細菌感染。

4. 注意事項：腎臟疾患及高血壓、胃腸潰瘍務須特別注意。服用本品期間請充分補充蛋白質。

圖解副腎皮質素之一藥一主證
濟生腎氣丸證

轉經證：（初）陰虛
週後證型：（後）陽虛

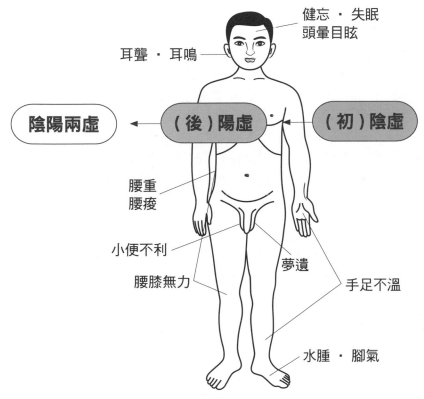

健忘 · 失眠
頭暈目眩

耳聾 · 耳鳴

陰陽兩虛 ← （後）陽虛 ← （初）陰虛

腰重
腰痠

小便不利

夢遺

腰膝無力

手足不溫

水腫 · 腳氣

參考文獻：

1. Angelini C. The role of corticosteroids in muscular dystrophy: a critical appraisal. *Muscle Nerve.* 2007 Oct; 36(4): 424-35. Review.

2. Mamiya N, Kono T, Mamiya K, Satomi M, Chisato N, Ebisawa Y. A case of neurotoxicity reduced with goshajinkigan in modified FOLFOX6 chemotherapy for advanced colon cancer. *Gan To Kagaku Ryoho.* 2007 Aug; 34(8): 1295-7. Japanese.

10. 別嘌呤醇 (Allopurinol)

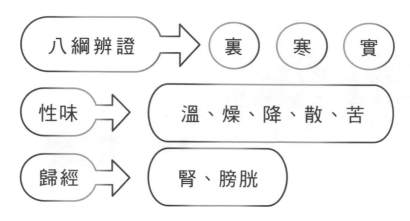

八綱辨證 ➡ 裏　寒　實

性味 ➡ 溫、燥、降、散、苦

歸經 ➡ 腎、膀胱

中藥藥性觀點：

1. 運用方法：溫陽止痛。

2. 適用範圍：祛寒勝濕，活血散瘀。用於風寒濕等乘虛而入，痹阻經絡，或再鬱而作熱、作瘀而關節腫脹疼痛，低熱胸悶，心慌氣急，困倦納差，皮下瘀斑等。

3. 注意事項：投藥數日，數週後，發熱、惡寒、頻脈、皮疹、伴隨全身性過敏症狀出現以及食慾不振、胃部不適、軟便、下痢。此為濕熱互結、陽明少陰證。宜多喝開水再以豬苓湯解溼熱互結等證。

西藥藥理觀點：

1. 效能：痛風症、高尿酸血症。

2. 藥理作用：本品是 Hypoxanthine 的異構物，在人體內藉競爭作用，可選擇性地抑制 Xanthine Oxidase(Xanthine Oxidase 催化 Hypoxanthine 形成 Xanthine，再生成 Uric Acid 的作用)。使尿酸無法形成，減少體內尿酸堆積，根除痛風症病原。

3. 副作用：過敏症、胃腸障礙、肝障害、貧血、白血球減少症、血小板減少。

豬苓湯證

轉經證：陽明少陰證
週後證型：濕熱互結

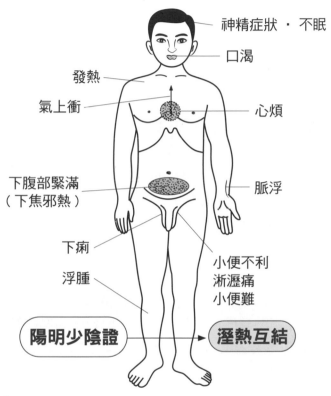

神精症狀・不眠

口渴

發熱

氣上衝

心煩

下腹部緊滿
（下焦邪熱）

脈浮

下痢

浮腫

小便不利
淋瀝痛
小便難

陽明少陰證 → 溼熱互結

參考文獻：

1.Colussi G, De Ferrari ME, Brunati C, Civati G. Medical prevention and treatment of urinary stones. *J Nephrol.* 2000 Nov-Dec; 13 Suppl 3: S65-70. Review.

2.Yoshimura K, Miyake O, Okuyama A, Yoshioka T, Honda M, Yamaguchi S, Koide T.. Effect of chorei-to and gorei-san on calcium oxalate crystallization in human urine. *Hinyokika Kiyo.* 1998 Jan; 44(1): 13-6. Japanese.

3.Takada M, Yano H, Kanbara N, Kurita T, Kohri K, Kato Y, Iguchi M. Effect of Chorei-to on spontaneous discharge of urinary stones after extracorporeal shock wave lithotripsy (ESWL). *Hinyokika Kiyo.* 1997 Apr; 43(4): 311-4. Japanese.

11. 秋水仙素 (Colchicine)

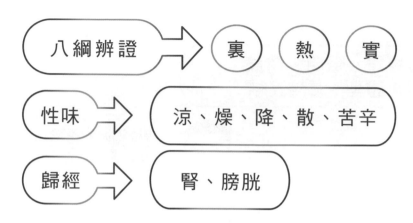

八綱辨證 ➡ 裏　熱　實

性味 ➡ 涼、燥、降、散、苦辛

歸經 ➡ 腎、膀胱

中藥藥性觀點：

1. 運用方法：解熱止痛。

2. 適用範圍：緩急止痛。用於四肢關節腫脹疼痛。

3. 注意事項：長期使用有血液障害、肝、腎障害，宜多喝開水。再以五苓散來溫陽化氣，利水滲濕，和胃止嘔；避免其副作用。

西藥藥理觀點：

1. 效能：痛風、痛風性風濕症、降低血清尿酸含量。

2. 藥理作用：本品明顯減低白血球之吞噬作用和乳酸形成及其活動性，因此可以減低尿酸結晶以及發炎反應。本品與血漿結合力低，由肝臟代謝。

3. 副作用：

   (1) 長期使用會有再生不良性貧血、顆粒球減少、白血球減少，血小皮減少、脫毛、末梢神經炎、血尿、少尿、全身搔癢、發疹、發熱、下痢、噁心、嘔吐、腹痛等症狀發生。

   (2) 長期服用，會引起血液障害、肝、腎障礙等，故用於預防疼痛發作時，請注意作檢尿，末梢血檢查(特別是白血球)以及肝功能的定期檢查。

圖解秋水仙素之一藥一主證

五苓散證

> 轉經證：太陽蓄水證
> 週後證型：外表內飲

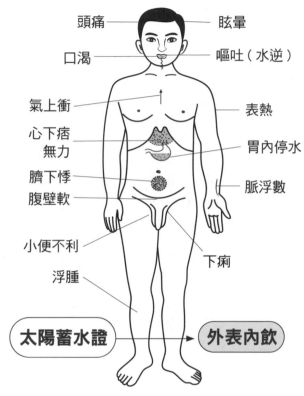

頭痛 — 眩暈

口渴 — 嘔吐（水逆）

氣上衝 — 表熱

心下痞
無力 — 胃內停水

臍下悸
腹壁軟 — 脈浮數

小便不利 — 下痢

浮腫

太陽蓄水證 ➝ 外表內飲

參考文獻：

1. bramson SB. Treatment of gout and crystal arthropathies and uses and mechanisms of action of nonsteroidal anti-inflammatory drugs. *Curr Opin Rheumatol.* 1992 Jun; 4(3): 295-300. Review.

2. oshimura K, Miyake O, Okuyama A, Yoshioka T, Honda M, Yamaguchi S, Koide T.. Effect of chorei-to and gorei-san on calcium oxalate crystallization in human urine. *Hinyokika Kiyo.* 1998 Jan; 44(1): 13-6. Japanese.

3. He L, Rong X, Jiang J, Liu P, Li Y. Amelioration of anti-cancer agent adriamycin-induced nephrotic syndrome in rats by Wulingsan (Gorei-San), a blended traditional Chinese herbal medicine. *Food Chem Toxicol.* 2008 May; 46(5): 1452-60.

12. 威而剛 (Viagra， Sidenafil)

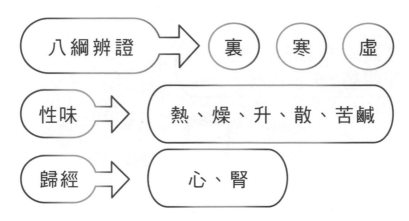

八綱辨證 ➡️ 裏　寒　虛

性味 ➡️ 熱、燥、升、散、苦鹹

歸經 ➡️ 心、腎

中藥藥性觀點：

1. 運用方法：溫補腎陽。

2. 適用範圍：溫補腎氣。可益氣固精、助腎化氣。用於腎虛氣化難行之小便滴瀝不暢，或小便點滴難出。

3. 注意事項：亞硝酸劑此藥升浮性大熱，若與藥性相似之威而剛併用則會產生頭痛、潮紅等火熱實邪，迫血妄行證型。造成血壓急速下降，甚至休克或心肌腦部缺氧，而發生嚴重後果。

西藥藥理觀點：

1. 效能：器質性勃起功能異常。

2. 藥理作用：本藥是一種治療勃起功能障礙的口服藥物。在性刺激下，本品能增加陰莖的血流量以恢復患者的自然勃起反應。

3. 副作用：

   (1) 頭痛、紅疹、腹瀉、鼻塞、尿道感染和暫時性藍綠辨色障礙。

   (2) 心臟病患者若有服用硝化甘油者，不得同時服用威而鋼。

圖解威而剛之一藥一主證
玉 女 煎 證

轉經證：火熱實邪
週後證型：迫血妄行

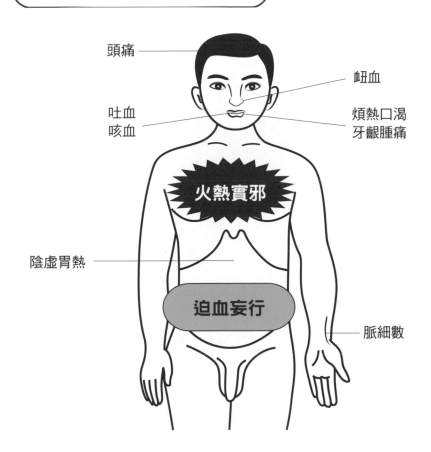

頭痛

衄血

吐血
咳血

煩熱口渴
牙齦腫痛

火熱實邪

陰虛胃熱

迫血妄行

脈細數

參考文獻：

1.Hong BS, Ahn TY. Recent trends in the treatment of testosterone deficiency syndrome. *Int J Urol.* 2007 Nov; 14(11): 981-5. Review.

2.Shah PS, Ohlsson A. Sildenafil for pulmonary hypertension in neonates. Cochrane *Database Syst Rev.* 2007 Jul 18; (3): CD005494. Review.

第四章 消化系統用藥

腸胃科用藥大多以下列各症狀為主：

嘔吐：是指食物或痰涎等由胃中上逆而出的病證。

反胃：是以脘腹痞脹，宿食不化，朝食暮吐，暮食朝吐為主要臨床表現的一種病證。

呃逆：即打嗝，古稱噦，是指氣逆上衝，出於喉間，呃呃連聲，聲短而頻，不能自止之病證。

噯氣：是指胃中之濁氣上逆，經食道由口排出的病證。

噎膈：是指飲食吞咽受阻，或食入即吐的病證。

脾胃病的見症狀：

脾胃病有關的證候口渴與不渴，能食、多食與善飢，飲食不為肌肉，過度肥胖，噎膈與反胃，呃逆，噁心與嘔吐，暖腐吞酸與吐酸，噯氣，胃脘痛，吐血，腹瀉，便秘，下痢，便血，腹捕，黃疸，臌脹。

而在肝膽用藥中西藥極為有限，主要以病毒性肝炎、酒精性肝炎、肝硬化、肝癌及膽結石患者的症狀為主，從中醫的觀點，肝病的病因病機甚為複雜，依病的不同階段，亦常呈現出不同的病因特證。臨床治療中除用藥外反多必須注意審查證候，方可準確探求發病原因，常期服用水飛薊 (Silymarin) 的患者，其藥雖能促進肝臟代謝與排泄之功能，能保護肝臟，對抗有毒物質，增進解毒作用，使損傷之肝臟組織加速復元。但患者服藥後大多有頭痛、心情煩燥、腸胃不適症狀。此乃藥性寒燥，致肝鬱氣滯，似小柴胡湯少陽證型。此為標準的只治其症不治其證之例。故給予水飛薊 (Silymarin) 後之轉經證再以小柴胡湯劑治療其轉經證為中西醫藥結合提供新的理論依據。

除藥物之外，與肝病密切相關的情緒表現，以怒和思二種為最主要。怒多指因周圍事物所呈現的狀況與個人意志或心境發生急劇衝突，激起個人對此作出較強烈心理反應的一種情緒表現。凡稟性剛強壯實、自尊心強的人尤易發生。一般又有鬱怒(雖怒不敢言)和暴怒(既怒敢言）之分。中醫理論認為怒為肝之志，肝性喜條達，主疏泄，為一身氣機之主司，故鬱怒和暴怒之情緒變化均可致氣機受病。其中鬱怒主傷肝臟條達之性，影響其疏洩氣機之職，從而導致氣機不暢或氣機鬱結的病理變化。若氣機不暢，臨床可見胸脅悶脹，竄痛，噯氣頻作，矢氣則舒等症。若肝氣鬱結，橫逆犯胃，可致肝脾不和之證，症見腹脹，脅痛，納呆，倦怠，大便不調等。鬱怒常可誘發或加重肝病的臨床症狀。故依其理論治肝之法並非如西醫所用之只降肝指數之藥物即可，應依其情緒、心理；最後才是藥物治療。以下圖表為肝膽腸胃藥物之性味歸經及臨床藥理作用與副作用。

西藥	效用分類	表裏	寒熱	虛實	藥性	燥潤	升降	收散	味	歸經
胃復安	消食和胃	裏	熱	實	平	燥	降	散	苦	肝胃
H₂阻斷劑	清熱瀉火	裏	熱	實	涼	燥	降	收	酸甘	肝脾胃
氫幫浦拮抗劑	清熱瀉火	裏	熱	虛	涼	燥	降	收	酸甘	肝胃
抗膽鹼藥	溫中理氣	裏	寒	虛	溫	燥	升	收	甘	脾胃
水飛薊	清瀉肝火	裏	熱	實	寒	燥	降	收	苦	肝心脾
阿托品	回陽救逆	裏	寒	虛	熱	燥	升	收	鹹	心脾肺胃
有機磷	不入藥	裏	熱	實	寒	潤	降	散	淡甜	六腑三焦
甘草酸	補氣健脾	裏	寒熱	虛	平	潤	升	收	甘	心脾肺
番瀉葉苷	瀉下攻裏	裏	熱	實	寒	燥	降	散	苦	脾胃大腸
蓖麻油	瀉下攻裏	裏	熱	實	寒	燥	降	散	苦	小腸胃

臨床藥理作用及副作用

西藥	效能	副作用
胃復安	止嘔，鎮暈，促排便	手腳震顫，肌肉僵硬，男性女乳
H₂阻斷劑	抗潰瘍，逆流食道炎	血液障礙，肝障礙，精神障礙，男性女乳，陽萎
氫幫浦拮抗劑	抗潰瘍，逆流食道炎	噁心，頭痛，脹氣，便秘
抗膽鹼藥	抗潰瘍，解痙止痛	口渴，排尿困難，心悸，眼睛怕光
水飛薊	肝炎，肝硬化，脂肪肝	頭痛，心情煩燥，腸胃不適
阿托品	散瞳，抑制分泌	視力模糊，口乾，便秘，排尿困難
有機磷	無	噁心，流涎，腺體分泌過多，低血壓
甘草酸	緩和鎮痛，保肝	高血壓，低血鉀，月亮臉，水牛肩，水腫，心悸
番瀉葉苷	瀉下	脫水
蓖麻油	瀉下	脫水

腹瀉病例

　　李老太太今年 74 歲，幾個禮拜前因為感冒引發氣管炎，吃了一個多禮拜的抗生素，感冒咳嗽慢慢的好轉。這幾天，李老太太總是一直拉肚子，一天往往超過十次以上，在附近診所就診，醫生說是急性腸胃炎，給她一些止瀉藥，吃了幾天雖有明顯改善，但開始有口乾等副作用；最近李老太太身體越來越虛弱，整天躺在床上沒法下床，除了腹瀉外，還有些輕微的視力模糊與排尿困難。

　　藥物：Buscopan 10mg，一天四次，仍達到應有的治療效果。試依西藥藥性分析服用後之一藥一主證之關係，分析本病例的藥物所引起的證型，並提出其一藥一主證之方藥。

筆記

_____

_____

_____

_____

_____

_____

_____

_____

1. 胃復安 (Primperan， Metoclopramide)

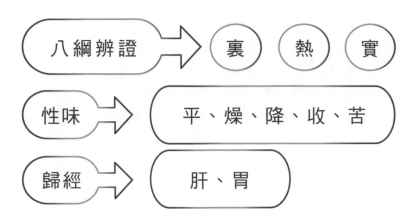

八綱辨證 ⟹ 裏 熱 實

性味 ⟹ 平、燥、降、收、苦

歸經 ⟹ 肝、胃

中藥藥性觀點：

1. 運用方法：消食和胃。

2. 適用範圍：

　(1) 消食和胃，降逆止嘔吐。用於脘滿不適，噁心嘔吐，噯氣泛酸等。

　(2) 理氣通絡止疼。用於氣滯不舒，脘疼陣作，脅肋脹滿及乳汁減少等。

3. 注意事項：沉降之力過猛，有時可致清竅失聰而頭暈眼黑。並且本藥質燥，過用可燥傷筋脈而筋脈拘急，項強口緊，吊睛等。

西藥藥理觀點：

1. 效能：食慾不振、各種習慣性或神經性噁心、嘔吐、腹部膨脹感等消化機能異常症狀均有療效。

2. 藥理作用：調整消化管之運動異狀，促進幽門前庭部、幽門部以及十二指腸之暢通。

3. 副作用 (轉經證)：男性女乳症、錐體外徑症狀：罕有手指震顫、頸和臉部攣縮、眼球回轉、肌肉僵硬、焦躁感等症狀。小孩服用本品容易出現錐體外徑症狀，須特別注意。

圖解胃復安之一藥一主證

四逆散證

轉經證：陽邪入裏
週後證型：四肢逆而不溫

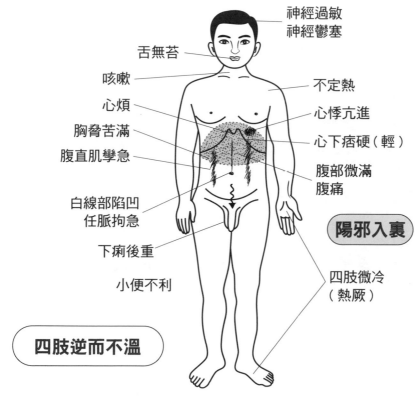

神經過敏
神經鬱塞

舌無苔

咳嗽

心煩

胸脅苦滿

腹直肌攣急

不定熱

心悸亢進

心下痞硬（輕）

腹部微滿
腹痛

白線部陷凹
任脈拘急

下痢後重

小便不利

陽邪入裏

四肢微冷
（熱厥）

四肢逆而不溫

參考文獻：

1. Carlisle JB, Stevenson CA. Drugs for preventing postoperative nausea and vomiting. Cochrane *Database Syst Rev.* 2006 Jul 19; 3: CD004125. Review.

2. Zhang L, Dong Y, Sun Y, Chen T, Xu Q. Role of four major components in the effect of Si-Ni-San, a traditional Chinese prescription, against contact sensitivity in mice. *J Pharm Pharmacol.* 2006 Sep; 58(9): 1257-64.

2. 組織胺乙型阻斷劑 (H$_2$ Blocker)

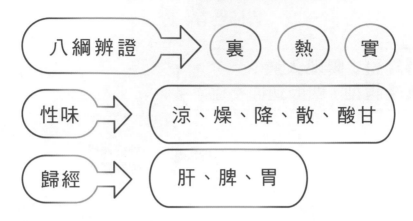

中藥藥性觀點：

1. 運用方法：清熱瀉火。
2. 適用範圍：和胃止疼。用於脾胃氣滯或肝胃不和之脘疼，嘈雜泛酸，納差等。
3. 注意事項：
   (1) 初服三天後出現肝腎陰虛證型，如眩暈頭脹、視物不明、耳鳴、五心煩熱、遺精、失眠、腰膝酸痛、舌紅少津、脈弦細數或細而無力等。
   (2) 久服似溫病熱入血分之證，出現高熱，神志昏亂，皮膚斑疹，或吐血，衄血，便血，舌色深絳，脈細數等。

西藥藥理觀點：

1. 效能：胃潰瘍、十二指腸潰瘍、消化性食道炎、上胃腸道糜爛或潰瘍引起之出血、再發性潰瘍、孔性潰瘍、膽囊纖維變性併發有胰臟功能不全。
2. 藥理作用：為一種抑制胃酸分泌的藥物。在低劑量下，即能有效預防其十二指腸潰瘍之復發；對於嚴重有出血危險之病患，預防其緊張性潰瘍發生；減輕胃液酸度和分泌量，亦可對正進行全身麻醉，包括剖腹產時減少吸入胃中物而招致肺損害之危險。
3. 副作用(轉經證)：血液障礙、精神障礙、男性女乳化，陽萎。可能產生輕微頭暈目眩，開車或操作危險機器時不宜使用，肝或腎臟有問題的患者要特別注意。

圖解組織胺乙型阻斷劑之一藥一主證
一貫煎證

轉經證：肝腎陰虛
週後證型：熱入血分

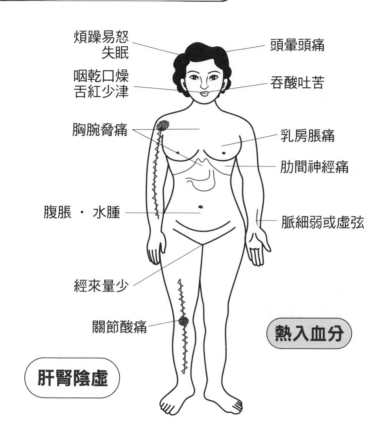

煩躁易怒
失眠

咽乾口燥
舌紅少津

胸腕脅痛

腹脹 · 水腫

經來量少

關節酸痛

頭暈頭痛

吞酸吐苦

乳房脹痛

肋間神經痛

脈細弱或虛弦

熱入血分

肝腎陰虛

參考文獻：

1.Michocki RJ, Richardson JP. The clinical use of histamine-2 receptor antagonists. *Md Med J.* 1992 May;41(5)：397-400. Review.
2.劉亮吟. 中藥治療乾燥綜合徵－病例報告. 中醫藥研究論叢. 8卷1期：177-185.

3. 氫幫浦拮抗劑 (Omeprazole)

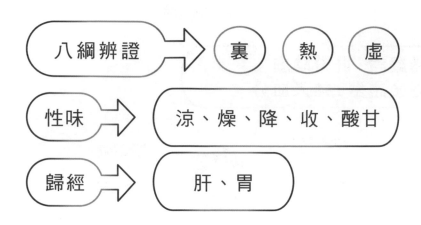

八綱辨證 ➡️ 裏　熱　虛

性味 ➡️ 涼、燥、降、收、酸甘

歸經 ➡️ 肝、胃

中藥藥性觀點：

1. 運用方法：清熱瀉火。
2. 適用範圍：理脾止瀉。用於濕熱蘊結或脾胃虛弱或肝脾不和之腹疼腹瀉，便下膿血粘凍等。
3. 注意事項：肝腎陰虛者慎用。

西藥藥理觀點：

1. 效能：十二指腸潰瘍、胃潰瘍、逆流性食道炎。
2. 藥理作用：為一種降低胃酸的藥物，可用來治療胃潰瘍或反流性食道炎。反流性食道炎是由於胃酸回流入食道，造成食道的腐蝕潰爛。本藥抑制胃酸產生，進而降低胃部與食道的刺激。
3. 副作用 (轉經證)：有噁心、頭痛、腹瀉、便秘及脹氣等症狀。

圖解氫幫浦拮抗劑之一藥一主證

一 貫 煎 證

轉經證：肝腎陰虛
週後證型：熱入血分

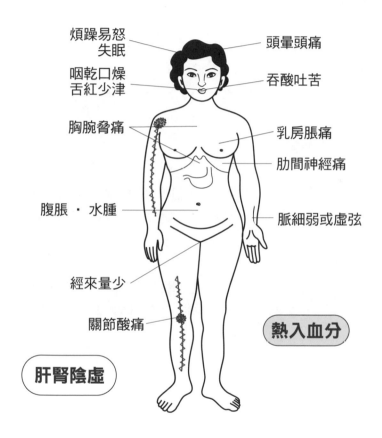

煩躁易怒
失眠

咽乾口燥
舌紅少津

胸腕脅痛

腹脹 · 水腫

經來量少

關節酸痛

頭暈頭痛

吞酸吐苦

乳房脹痛

肋間神經痛

脈細弱或虛弦

熱入血分

肝腎陰虛

參考文獻：

1.Beck J. Efficacy of esomeprazole in patients with acid-peptic disorders. *Gastroenterol Nurs.* 2004 Mar-Apr; 27(2): 44-9. Review.

2. 章真如 . 加味一貫煎治療肝病陰虛型療效觀察 . 中醫雜誌 . 1985; 26(8): 26.

4. 抗膽鹼藥 (Anticholinergic drug)

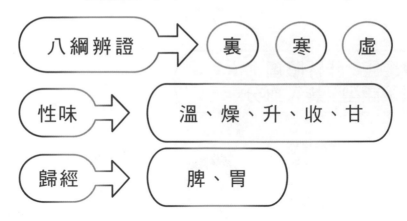

中藥藥性觀點：

1. 運用方法：溫中理氣。

2. 適用範圍：

    (1) 溫中化濕，理氣止痛。用於中焦寒濕，氣機逆亂之吐瀉腹痛，呃逆流涎等。與清熱解毒藥合用治療膀胱濕熱蘊結之尿頻、尿急、尿痛等。

    (2) 理氣止痛。用於中焦寒濕，氣機不暢，或肝胃不和，肝脾不和之噁心，腹痛等。

3. 注意事項：此藥溫燥，易傷脾陰，服藥數日，神疲乏力，氣短心煩，口乾，手足心熱，易汗或盜汗，腰酸，乃氣陰兩陰之證型。

西藥藥理觀點：

1. 效能：腸疝痛、胃、十二指腸潰瘍。

2. 藥理作用：本藥在內臟壁的副交感神經節有專一性作用，對胃腸、尿道、膽的平滑肌產生抗痙攣作用，很久後才會有類阿托品的副作用發生。

3. 副作用 (轉經證)：

    (1) 眼睛怕光，偶爾心悸亢進、排尿障礙、口渴、便秘，偶有腹部膨滿感、頭重感、頭痛等症狀。

    (2) 嚴重心臟病、麻痺性腸塞、青光眼、前列腺肥大引起的排尿障礙症患者慎用。

圖解抗膽鹼藥之一藥一主證
麥門冬湯證

轉經證：脾胃陰傷
週後證型：氣陰兩虛

氣陰兩虛

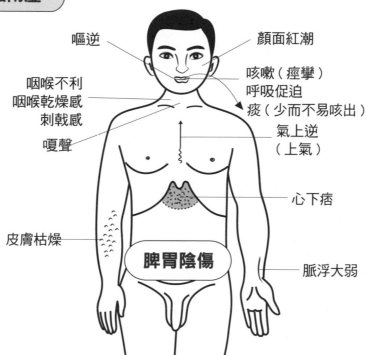

嘔逆

顏面紅潮

咽喉不利
咽喉乾燥感
刺戟感

咳嗽（痙攣）
呼吸促迫
痰（少而不易咳出）

嗄聲

氣上逆
（上氣）

心下痞

皮膚枯燥

脾胃陰傷

脈浮大弱

參考文獻：

1. Hogg RC, Bertrand D. Partial agonists as therapeutic agents at neuronal nicotinic acetylcholine receptors. *Biochem Pharmacol.* 2007 Feb 15; 73(4): 459-68. Review.

2. Mizushima Y, Hirata A, Hori T, Sawazaki S, Sugiyama E, Kobayashi M. Antitussive effect of herbal medicine bakumondo-to: a case report. *Am J Chin Med.* 1996; 24(3-4): 321-5.

5. 水飛薊 (Silymarin)

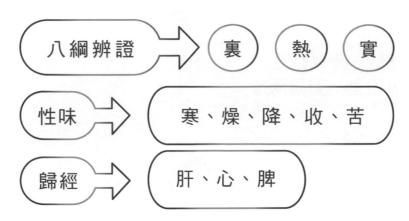

八綱辨證 ➡ 裏　熱　實

性味 ➡ 寒、燥、降、收、苦

歸經 ➡ 肝、心、脾

中藥藥性觀點：

1. 運用方法：清瀉肝火。
2. 適用範圍：通瀉少陽鬱熱。用於脇疼口苦，嘔吐，發熱，偏頭痛等少陽鬱熱症。
3. 注意事項：本藥性寒燥，清瀉肝火，善於通瀉少陽鬱熱。唯久服後肝指數雖已降低，胸悶仍然存在，乃病邪伏留於少陽膽經，可用小柴胡湯來處理。

西藥藥理觀點：

1. 效能：急、慢性肝炎，肝硬變及脂肪肝。
2. 藥理作用：本品能影響細胞膜的通透性，促進肝臟代謝與排泄之功能，能保護肝臟，對抗有毒物質，增進解毒作用，且能使損傷之肝臟組織加速復元。
3. 副作用 (轉經證)：頭痛、心情煩燥、腸胃不適。

圖解水飛薊之一藥一主證

小柴胡湯證

轉經證：少陽證
週後證型：肝鬱氣滯

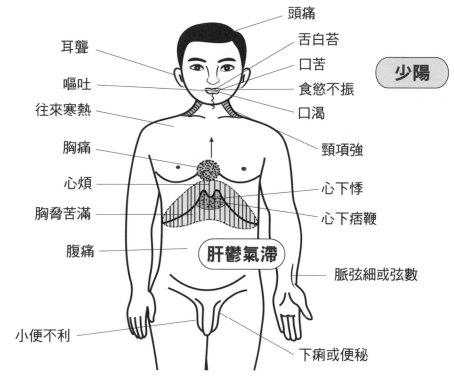

參考文獻：

1.Mansour HH, Hafez HF, Fahmy NM. Silymarin modulates Cisplatin-induced oxidative stress and hepatotoxicity in rats. *J Biochem Mol Biol.* 2006 Nov 30; 39(6): 656-61.

2.Nakayama M, Bando M, Hosono T, Yamasawa H, Ohno S, Sugiyama Y.. Evaluation of the drug lymphocyte stimulation test (DLST) with shosaikoto. *Arerugi.* 2007 Nov; 56(11): 1384-9. Japanese.

6. 阿托品 (Atropine)

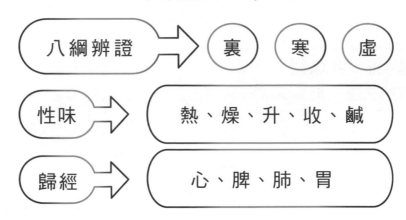

八綱辨證 ➡ 裏　寒　虛

性味 ➡ 熱、燥、升、收、鹹

歸經 ➡ 心、脾、肺、胃

中藥藥性觀點：

1. 運用方法：回陽救逆。
2. 適用範圍：回陽救逆。用於陰寒邪毒直中臟腑而陽氣衰微之面色蒼白或青紫，四肢濕冷，大汗淋漓，噁心嘔吐，腹痛流涎，瞳孔縮小等。
3. 注意事項：性熱氣燥，易致發熱口乾，面紅，甚則狂躁不安。發熱者，青光眼者禁用。

西藥藥理觀點：

1. 效能：膽石症、胃痙攣、胃酸過多等。
2. 藥理作用：可抑制副交感神經，達到抗肌肉痙攣的作用，可緩和腸胃道平滑肌，抑制不正常收縮所造成的痙攣。
3. 副作用 (轉經證)：視力模糊、口乾、便秘、排尿困難。

圖解阿托品之一藥一主證
麥門冬湯證

轉經證：氣陰兩虛
週後證型：（靜脈輸注）亡陰

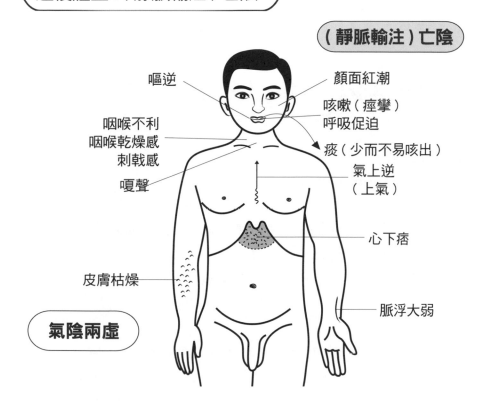

（靜脈輸注）亡陰

嘔逆

顏面紅潮

咳嗽（痙攣）
呼吸促迫

咽喉不利
咽喉乾燥感
刺戟感

痰（少而不易咳出）

氣上逆
（上氣）

嗄聲

心下痞

皮膚枯燥

脈浮大弱

氣陰兩虛

參考文獻：

1. Renner UD, Oertel R, Kirch W. Pharmacokinetics and pharmacodynamics in clinical use of scopolamine. *Ther Drug Monit.* 2005 Oct; 27(5): 655-65. Review.

2. Kagami H, Horie K, Nishiguchi H, Shigetomi T, Ueda M. Effect of 'bakumondo-to', a Chinese-Japanese herbal medicine, on cultured and dispersed salivary gland cells. *J Ethnopharmacol.* 1996 Aug; 53(2): 89-95.

7. 有機磷農藥 (Organophosphate)

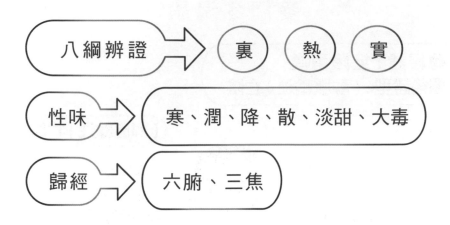

八綱辨證 ➡ 裏　熱　實

性味 ➡ 寒、潤、降、散、淡甜、大毒

歸經 ➡ 六腑、三焦

中藥藥性觀點：

1. 運用方法：不入藥。
2. 適用範圍：不入藥。
3. 注意事項：本品為目前所知最陰寒的藥物，吸收進人體後可經三焦之道而入六腑，致六腑陽氣俱散。中毒治療則給予性大熱回陽救逆的阿托品加 Pralidoxime iodide (PAM) 來解毒。註：臟為陰、腑為陽。

西藥藥理觀點：

1. 效能：是一種神經毒素，使得全身神經系統傳遞功能障礙。
2. 藥理作用：本品為不可逆的乙醯膽鹼脂酶抑制劑，出現毒蕈鹼樣症狀主要是副交感神經末梢興奮所致，產生全身性的類似毒蕈鹼作用。
3. 副作用 (轉經證)：輕者產生頭暈、想吐、眼花、噁心、流口水、肚子痛，腺體 (淚腺，唾液腺，痰液) 分泌過多、心跳速率異常、肌肉震顫、瞳孔縮擴大；嚴重者，造成呼吸肌肉乏力、意識模糊，低血壓甚至致死。必須注意的是，有機磷中毒是有解毒劑的，但需要及時診斷、及時治療才可。

圖解有機磷之一藥一主證
阿托品加 PAM

轉經證：亡陽
週後證型：亡陽致死

亡陽

嘔吐

自汗

惡寒 · 發熱

腹軟弱無力

小便清

脈微或遲

下痢清穀

身體疼痛

四肢厥冷

亡陽（致死）

參考文獻：

1. Yang CC, Deng JF. Intermediate syndrome following organophosphate insecticide poisoning. *J Chin Med Assoc.* 2007 Nov; 70(11): 467-72. Review.

2. Albuquerque EX, Aracava Y, Cintra WM, Brossi A, Schönenberger B, Deshpande SS. Structure-activity relationship of reversible cholinesterase inhibitors: activation, channel blockade and stereospecificity of the nicotinic acetylcholine receptor-ion channel complex. *Braz J Med Biol Res.* 1988; 21(6): 1173-96. Review.

8. 甘草酸 (Glycyrrhizic acid)

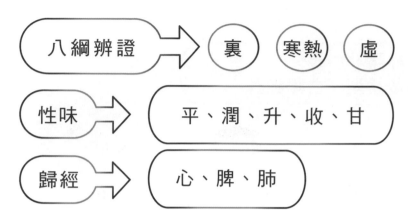

八綱辨證 ➡ 裏　寒熱　虛

性味 ➡ 平、潤、升、收、甘

歸經 ➡ 心、脾、肺

中藥藥性觀點：

1. 運用方法：補氣健脾。

2. 適用範圍：

  (1) 舒肝和脾，緩急止疼。用於脾胃不和所引起的腹疼不適等。

  (2)《神農本草經》謂：主五臟六腑寒熱邪氣，堅筋骨，長肌肉。

  (3)《名醫別錄》謂：溫中，下氣，煩滿短氣，傷臟咳嗽，止渴，通經脈，

     利血氣，解百藥毒。

  (4)《本草匯言》謂：健脾胃，固中氣之虛羸；協陰陽，和不調之營衛。

3. 注意事項：

  (1) 實證、中滿者忌用。

  (2) 不能與大戟、芫花、甘遂、海藻同用。

西藥藥理觀點：

1. 效能：有祛痰及調和藥材藥性的功效。

2. 藥理作用：可補養脾臟運化功能，還有潤肺止咳的效果。

3. 副作用 (轉經證)：

  (1) 長期應用有引起水腫、高血壓等副作用，與應用去氧皮質酮時相似。

  (2) 對低血鉀、高血壓、水鈉滯留、浮腫者慎用或不用。

圖解甘草酸之一藥一主證

茯 苓

轉經證：痰飲
週後證型：裏實證

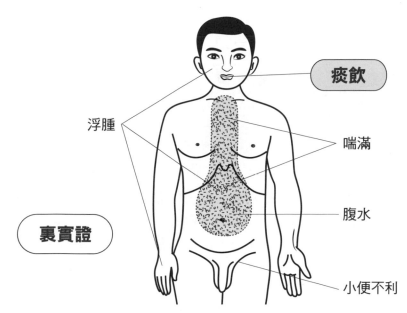

痰飲

浮腫

喘滿

腹水

裏實證

小便不利

參考文獻：

1. Shibata S. A drug over the millennia: pharmacognosy, chemistry, and pharmacology of licorice. *Yakugaku Zasshi.* 2000 Oct; 120(10): 849-62. Review.

2. Chen YY , Chang HM Antiproliferative and differentiating effects of polysaccharide fraction from fu-ling (Poria cocos) on human leukemic U937 and HL-60 cells. *Food Chem Toxicol.* 2004 May; 42(5): 759-69.

3. Gapter L, Wang Z, Glinski J, Ng KY. Induction of apoptosis in prostate cancer cells by pachymic acid from Poria cocos. *Biochem Biophys Res Commun.* 2005 Jul 15; 332(4): 1153-61.

4. Zhang M, Chiu LC, Cheung PC, Ooi VE. Growth-inhibitory effects of a beta-glucan from the mycelium of Poria cocos on human breast carcinoma MCF-7 cells: cell-cycle arrest and apoptosis induction. *Oncol Rep.* 2006 Mar; 15(3): 637-43.

9. 番瀉葉苷 (Sennoside)

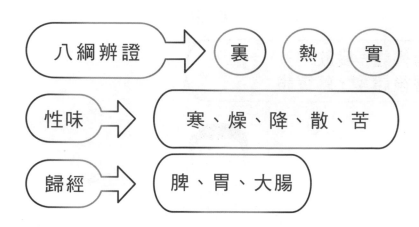

八綱辨證 ➡ 裏　熱　實

性味 ➡ 寒、燥、降、散、苦

歸經 ➡ 脾、胃、大腸

中藥藥性觀點：

1. 運用方法：瀉下攻裏。
2. 適用範圍：清瀉濁氣，和胃醒神。用於因發熱、吐瀉等引起的濁氣
   彌漫而噁心厭食，軟弱無力，嗜睡，或煩躁不安。
3. 注意事項：陽明溫病，下後汗出，當復其陰。故以增液湯方之鹹寒
   苦甘法治之。

西藥藥理觀點：

1. 效能：便秘。
2. 藥理作用：
   (1) 本藥可以促進腸內蠕動，產生下瀉作用。這種情形在減少盲腸，
       上行結腸之正常逆蠕動波，並且抑制水分的吸收，又呈現骨盆腔
       之充血之副作用較少。
   (2) 本藥為緩瀉藥，使用本藥 7 ～ 10 小時後，才會開始緩瀉。
3. 副作用 (轉經證)：
   (1) 服用時若有腹痛現象時，應視情況減少服用劑量，並作適當處置。
   (2) 有腸出血、蟲垂炎、潰瘍性結腸炎等急性症狀者不可使用本藥。

圖解番瀉葉苷之一藥一主證
增液湯證

轉經證：陽明溫病
週後證型：陽明溫病

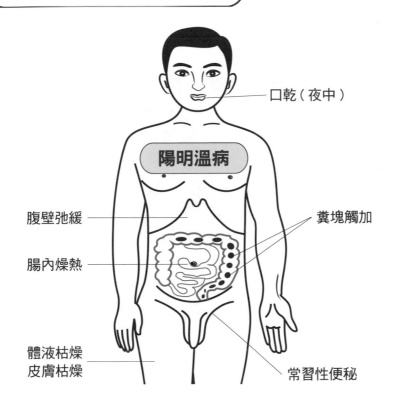

口乾（夜中）

陽明溫病

腹壁弛緩

糞塊觸加

腸內燥熱

體液枯燥
皮膚枯燥

常習性便秘

參考文獻：

1.Saito T, Yamada T, Iwanaga Y, Morikawa K, Nagata O, Kato H, Mizumoto A, Itoh Z. Calcium polycarbophil, a water absorbing polymer, increases bowel movement and prevents sennoside-induced diarrhea in dogs. *Jpn J Pharmacol.* 2000 Jul; 83(3): 206-14.

2. 王禮鳳，彭玉蘭，江紅兵 . 增液湯在《溫病條辨》方中的配伍運用特點探討 [J]. 江西中醫藥 . 2005; 1: 52-3.

3. 何建宇 . 增液湯臨床活用 [J]. 江西中醫藥 . 2002; 2: 28.

10. 蓖麻油 (Castor oil)

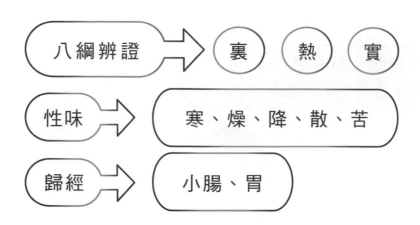

中藥藥性觀點：

1. 運用方法：瀉下攻裏。
2. 適用範圍：瀉下通滯。用於癰疽腫毒，喉痹，瘰癧，大便燥結等。
3. 注意事項：溫病條辨中有敍述。陽明溫病，無上焦證，數日不大便，當下之。若其人陰素虛，不可行承氣。以藥性來論蓖麻油亦屬承氣系列，現代西醫用來瀉下通滯乃不顧其人是否陰虛，故若有轉經之證宜以增液湯復其陰。

西藥藥理觀點：

1. 效能：便秘，食物中毒及腸管內容物之排除，消化管作 X 光檢查時，手術前後之腸管內容物之排除。
2. 藥理作用：在小腸內分解出具有刺激性的蓖麻油酸，刺激小腸神經末梢，增加腸蠕動，並促進液體與離子蓄積於大腸以增加緩瀉作用。
3. 副作用 (轉經證)：嚴重腹瀉，噁心，嘔吐，腹部痙攣，胃腸氣，便秘反彈，結腸刺激，骨盆充血；脫水，電解質不平衡，血糖濃度高。

圖解蓖麻油之一藥一主證

增液湯證

轉經證：陽明溫病
週後證型：陽明溫病

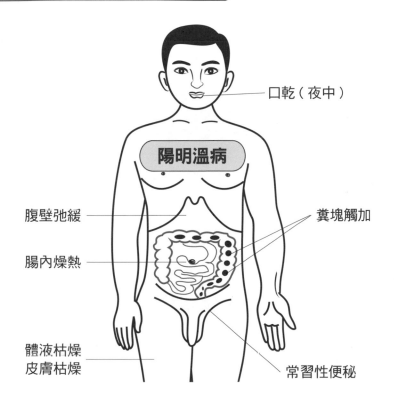

口乾（夜中）

陽明溫病

腹壁弛緩

糞塊觸加

腸內燥熱

體液枯燥
皮膚枯燥

常習性便秘

參考文獻：

1. Chen CC, Ng WW, Chang FY, Lee SD. Magnesium citrate-bisacodyl regimen proves better than castor oil for colonoscopic preparation. *J Gastroenterol Hepatol.* 1999 Dec; 14(12): 1219-22.

2. 蘇簡單， 王夢， 錢紅美. 增液湯的藥理作用研究 [J]. 中醫藥研究. 1995; 4: 49-50.

3. 卞慧敏， 翟玉祥， 楊進. 增液湯對 "營熱陰傷証" 的藥理作用 [N]. 中國醫藥報. 2001.

第五章 呼吸系統用藥

舉凡一般感冒、咳嗽、哮證、喘證、肺萎、肺癰、肺癆等等之用藥都屬於中醫胸腔科用藥的範圍，除抗生素(肺結核)的用藥在第一章有所敘述外，臨床上常見的呼吸系統用藥將在本章節做以下詳細敘述：

首先先從常見的呼吸系統疾病談起，主要有下列四項—即感冒、咳嗽、哮證喘證、肺萎肺癰肺癆。

一、感冒

感冒是因為風邪侵襲人體，臨床上出現鼻塞、流涕、噴嚏、咳嗽、發熱、惡寒、頭痛、全身不適等症狀的一種疾病。感冒也稱為傷風、冒風，如果病情較嚴重，而在一個期間內廣泛流行者，則稱為時行感冒。本病包括西醫學的上呼吸道多種感染性疾病，包括一般普通感冒、流行性感冒、病毒性和細菌感染所引起的上呼吸道急性炎症。

感冒是由於六淫、時行病毒侵襲人體所引起。當氣候突然變化，冷熱溫度失常時，風邪病毒最易侵襲人體。在中醫理論上認為，風為六淫之首，流動於四時之中，故外感之病常以風邪為先導。由於冬春兩季氣候多變，故臨床以冬春兩季的發病率最高，且以風寒、風熱兩種證型最多見。

外邪侵襲人體是否引起發病，與人體抵禦外邪的正氣之強弱，以及感邪的輕重有關。如果人體正氣不足，禦外能力減退，或作息失宜，過度勞倦之後，衛氣不固，腠理不密，則極易為外邪侵襲，內外相互為因而發病。

二、咳嗽

咳嗽是呼吸道為了保護人體，排除異物的一種反射機轉，藉由用力的呼氣，達到清除氣管及支氣管中的分泌物和異物的方法。咳嗽的發生也不只是氣管或肺部的問題，其他如鼻子、心臟、胃腸方面的問題，如果刺激到咳嗽接受器，也會造成咳嗽；甚至服用某些藥物等，都可能引起咳嗽。因此要有效的治療咳嗽，必須針對病因及病源加以處理，才能有效地解決咳嗽的問題。

西醫處理咳嗽的原則除了要找出病源外，一般用會以止咳、化痰、斂痰、鎮痛消炎、抗生素、類固醇等藥物，依據患者不同病情而選用適合的藥物治療，而不是把這些藥物全部都讓患者服用。而中醫在使用藥物上比西醫更繁瑣而複雜，需從中醫理論的角度著手，根據咳嗽所表現出的臨床證型、患者的體質等各方面的條件，在整體考慮分析後才能給藥；因此同樣的感冒所引起的咳嗽，不同人所開出來的藥方會比西醫變化的大，相同的咳嗽往往也不能給同樣的藥。

三、哮證喘證

哮證是以一種突然發作以呼吸喘促、喉間哮鳴有聲為臨床特徵的疾病，該病可因感冒、氣候變化、疲勞、飲食不當、起居失宜等誘因而發作，病程常歷時數年、數十年而不愈。現代醫學中的支氣管哮喘和哮喘型支氣管炎以及其他原因引起的哮喘如：慢性支氣管炎、嗜酸紅細胞增多症等病，均屬於本病的範圍。

四、肺萎肺癰肺癆

肺萎係咳喘日久不癒，肺氣受損，津液耗傷，肺葉萎弱，臨床表現以氣短、咳吐濁唾、涎沫、反覆發作為特點。現代醫學中的肺膿瘍、肺炎、肺癌、肺結核等病，均屬於本病的範圍。

目前所知大部份治療呼吸系統的西藥因大多具抗膽鹼作用或擬交感神經作用，藥性極燥。故只對表寒裏飲證型有效，其效果和中醫常用的小青龍湯相似，但若遇到秋燥乾咳的病人那可就慘了，反而體質更燥。其實依筆者之一藥一證的理論，不管是止咳藥、茶葉鹼、去甲腎上腺素、抗組織胺等，只要給予麥門冬湯皆可緩解燥性體質。

至於表熱證型的病人西藥大概也只有抗生素了吧！第一章已有所說明，臨床上西醫並無辨證即直接使用這些藥物呼吸系統的西藥，使得病人症狀治好卻導致更嚴重的證型。

以下圖表為呼吸系統藥物之性味歸經及臨床藥理作用與副作用。

西藥	效用分類	表裏	寒熱	虛實	藥性	燥潤	升降	收散	味	歸經
止咳藥	解表化濕	表	寒	實	溫	燥	升	收	苦	心肺
茶葉鹼	補肺益氣	表	寒	虛	熱	燥	升	散	苦澀	脾肺
去甲腎上腺素	補肺益氣	表	寒	虛	熱	燥	升	散	苦辛	肝心肺
抗組織胺	祛寒勝濕	表	寒	實	熱	燥	升	散	苦	心肺

臨床藥理作用及副作用

西藥	效能	副作用
止咳藥	止咳	噁心，便秘，嗜睡
茶葉鹼	止咳，平喘	心律不整，腸胃不適，肝障礙，頭痛
去甲腎上腺素	止咳，平喘，升壓	頻脈，手腳顫抖，口渴，顏面潮紅，噁心
抗組織胺	流鼻水，鼻塞，過敏	嗜睡，口渴，排尿困難，血液障礙

咳嗽病例

　　蘇○○女士，47 歲，初診 97/02/15，主訴：外感後咳嗽甚，聲緊有痰，口乾，咳而咽痛，納可，眠差，大便正常。服用西藥三天後睡眠已有改善，但口乾更為嚴重，並有便秘等不良反應而改看中醫。

　　藥物：Dextromethorphan 30mg,tid×3 天

　　試依西藥藥性分析服用後之一藥一主證之關係，分析本病例的藥物所引起的證型，並提出其一藥一主證之方藥。

筆記

1. 止咳藥 (Dextromethorphan)

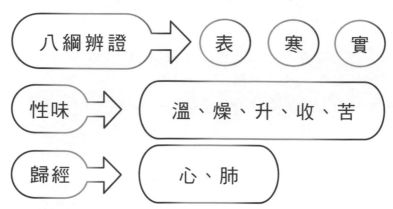

八綱辨證　→　表　　寒　　實

性味　→　溫、燥、升、收、苦

歸經　→　心、肺

中藥藥性觀點：

1. 運用方法：解表化濕。

2. 適用範圍：助陽止咳。用於心肺陽虛，入夜便咳者。

3. 注意事項：本品性溫燥，對表寒裏飲或寒證咳嗽奇佳。但久服則反見乾咳痰少，口乾咽燥，或痰不易咳出，脈略數，舌紅，苔薄黃或白或苔少。乃熱虛證型，宜佐以麥門冬湯減其燥性。

西藥藥理觀點：

1. 效能：感冒或氣管炎所引發的咳嗽。

2. 藥理作用：直接作用於延髓的咳嗽中樞，抑制咳嗽反射。

3. 副作用 (轉經證)：偶爾會有嗜睡、噁心嘔吐、目眩、便秘、口渴、食慾不振、呼吸抑制的副作用。

圖解止咳藥之一藥一主證
麥門冬湯證

轉經證：脾胃陰傷
週後證型：氣陰兩虛

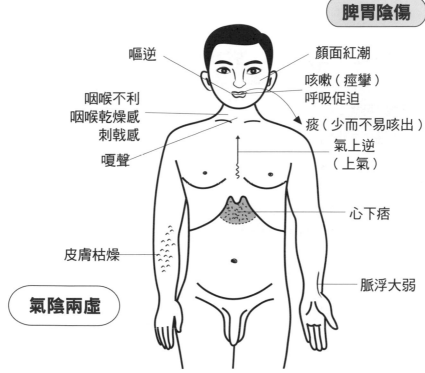

脾胃陰傷

嘔逆

顏面紅潮
咳嗽（痙攣）
呼吸促迫

咽喉不利
咽喉乾燥感
刺戟感

痰（少而不易咳出）

嗄聲

氣上逆
（上氣）

皮膚枯燥

心下痞

氣陰兩虛

脈浮大弱

參考文獻：

1. Dematteis M, Lallement G, Mallaret M. Dextromethorphan and dextrorphan in rats: common antitussives--different behavioural profiles. *Fundam Clin Pharmacol*. 1998; 12(5): 526-37.

2. Watanabe N, Cheng G, Fukuda T. Effects of Bakumondo-to (Mai-Men-Dong-Tang) on cough sensitivity to capsaicin in asthmatic patients with cough hypersensitivity. *Arerugi*. 2003 May; 52(5): 485-91. Japanese.

2. 茶葉鹼 (Theophylline， Aminophylline)

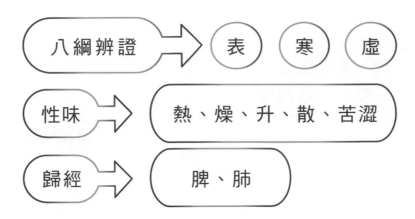

| 八綱辨證 ⇒ | 表 | 寒 | 虛 |

| 性味 ⇒ | 熱、燥、升、散、苦澀 |

| 歸經 ⇒ | 脾、肺 |

中藥藥性觀點：

1. 運用方法：補肺益氣。

2. 適用範圍：宣肺散水。用於風邪雍肺，肺失宣肅，水道不通之水腫，頻面浮腫，尿少等。

3. 注意事項：久服則有虛勞虛煩不得眠，心悸盜汗，頭暈目眩，咽乾口燥，脈細弦之肝血不足證型出現。

西藥藥理觀點：

1. 效能：治療與慢性支氣管炎和肺氣腫有關的支氣管痙攣，預防和舒緩急性支氣管氣喘症狀。

2. 藥理作用：

   (1) 鬆弛支氣管氣道和肺血管的平滑肌，舒緩支氣管痙攣、增加流通率與肺活量。

   (2) 鬆弛膽道的平滑肌，舒緩急性膽絞痛。

   (3) 在心肌產生正的影響肌肉收縮力之作用。

   (4) 作用於腎血液流動和腎小管吸收產生利尿作用。

3. 副作用 (轉經證)：失眠，興奮，不安，頭痛，眩暈，震顫，心悸亢進，頻尿，顏面潮紅，顏面蒼白，噁心、嘔吐，食慾不振，下痢，腹痛，蛋白尿，過敏，發疹，肝障礙。

圖解茶葉鹼之一藥一主證
酸棗仁湯證

> 轉經證：火邪上炎
> 週後證型：肝血不足

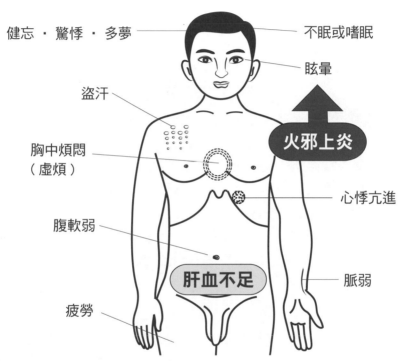

健忘 · 驚悸 · 多夢

不眠或嗜眠

眩暈

盜汗

火邪上炎

胸中煩悶
（虛煩）

心悸亢進

腹軟弱

肝血不足

脈弱

疲勞

參考文獻：

1. Tee AK, Koh MS, Gibson PG, Lasserson TJ, Wilson AJ, Irving LB. Long-acting beta2-agonists versus theophylline for maintenance treatment of asthma. *Cochrane Database Syst Rev.* 2007 Jul 18; (3): CD001281. Review.

2. Rabe KF, Schmidt DT. Pharmacological treatment of asthma today. *Eur Respir J Suppl.* 2001 Dec; 34: 34s-40s. Review.

3. Saito K, Umeda S, Kawashima K, Kano Y. Pharmacological properties of traditional medicines. XXVI. Effects of Sansohnin-to on pentobarbital sleep in stressed mice. *Biol Pharm Bull.* 2000 Jan; 23(1): 76-9.

3. 去甲腎上腺素 (Noradrenaline，Norepinephrine)

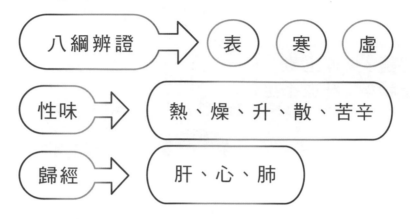

八綱辨證 ➡ 表　寒　虛

性味 ➡ 熱、燥、升、散、苦辛

歸經 ➡ 肝、心、肺

中藥藥性觀點：

1. 運用方法：補肺益氣。
2. 適用範圍：益衛氣。用於衛氣內虛，衛外不固，而外邪頻侵之困倦乏力，低熱畏風，頭疼等。或衛氣虧虛，內有伏飲，外邪引動伏飲之喘咳氣促，胸悶痰多等。
3. 注意事項：久服則見心下痞滿不痛，或乾嘔、嘔吐，腸鳴下利，舌苔薄黃而膩，脈弦數。為半夏瀉心湯證型。

西藥藥理觀點：

1. 效能：支氣管氣喘、過敏性鼻炎、食慾抑制劑。
2. 藥理作用：本藥具有支氣管擴張作用、鼻黏膜充血解除作用和食慾抑制的作用。可做為支氣管擴張劑；也能夠作用於呼吸道黏膜 α-腎上腺素刺激性受體，產生血管收縮作用，減少鼻黏膜的腫脹；另外也可以作用在視丘下部的食慾控制中心，達到減低飢餓感的食慾抑制目的。
3. 副作用 (轉經證)：高血壓、心悸亢進、心跳過快、神經過敏、不安、心跳過快、呼吸迅速、無定向感、腎衰竭、瞳孔放大、頭痛、噁心、食慾不振等。

圖解去甲腎上腺素之一藥一主證

半夏瀉心湯證

轉經證：心下痞滿
週後證型：胃氣不和

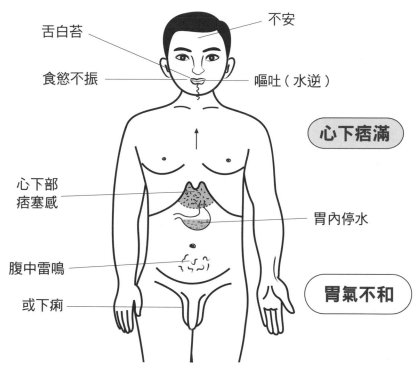

不安

舌白苔

食慾不振

嘔吐（水逆）

心下痞滿

心下部
痞塞感

胃內停水

腹中雷鳴

或下痢

胃氣不和

參考文獻：

1. Morilak DA, Barrera G, Echevarria DJ, Garcia AS, Hernandez A, Ma S, Petre CO. Role of brain norepinephrine in the behavioral response to stress. *Prog Neuropsychopharmacol Biol Psychiatry.* 2005 Dec; 29(8): 1214-24. Review.

2. Kawashima K, Fujimura Y, Makino T, Kano Y. Pharmacological properties of traditional medicine (XXXII)： protective effects of hangeshashinto and the combinations of its major constituents on gastric lesions in rats. *Biol Pharm Bull.* 2006 Sep; 29(9): 1973-5.

4. 抗組織胺 (Antihistamine)

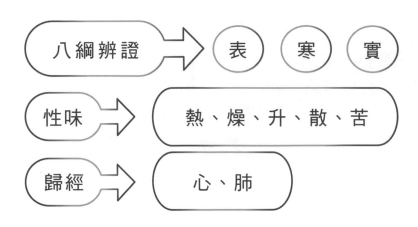

八綱辨證 ➡ 表　寒　實

性味 ➡ 熱、燥、升、散、苦

歸經 ➡ 心、肺

中藥藥性觀點：

1. 運用方法：袪寒勝濕。

2. 適用範圍：疏風止癢，解毒散邪。用於內有蘊熱，濕熱蘊結，復加邪毒外侵之風團皮疹，搔癢不安等。

3. 注意事項：本品為熱燥升散之藥，久服數日以惡寒發熱，頭痛身楚，氣短汗出，手足心熱，口燥咽乾，舌質紅，脈浮數為其特點之氣陰兩虛證型。

西藥藥理觀點：

1. 效能：枯草熱，蕁麻疹和皮膚搔症，血清病，藥物過敏，暈動病，過敏性鼻炎。

2. 藥理作用：會拮抗「組織胺」的作用，讓皮膚癢感降低，治療過敏。

3. 副作用 (轉經證)：會有口乾、心跳加快、胃口降低、嗜睡、排尿困難、血液障礙等症狀。

圖解抗組織胺之一藥一主證

麥門冬湯證

轉經證：肺胃陰傷
週後證型：氣陰兩虛

氣陰兩虛

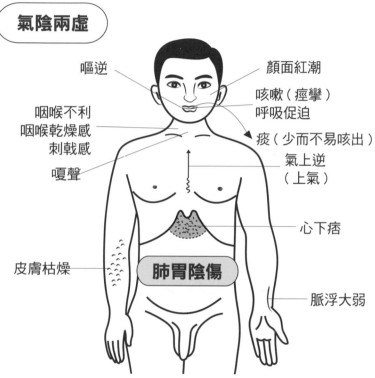

嘔逆

顏面紅潮
咳嗽（痙攣）
呼吸促迫

咽喉不利
咽喉乾燥感
刺戟感
嗄聲

痰（少而不易咳出）
氣上逆
（上氣）

心下痞

皮膚枯燥

肺胃陰傷

脈浮大弱

參考文獻：

1. Monroe E. Review of H1 antihistamines in the treatment of chronic idiopathic urticaria. *Cutis.* 2005 Aug; 76(2): 118-26. Review.

2. Saruwatari J, Hisaeda S, Higa Y, Tomiyasu Y, Nakagawa K, Ishizaki T. The in-vivo effect of bakumondo-to (TJ-29), a traditional Japanese medicine used for treatment of chronic airway disease, on cytochrome P450 1A2, xanthine oxidase and N-acetyltransferase 2 activity in man. *J Pharm Pharmacol.* 2004 Sep; 56(9): 1171-7.

第六章 神經系統用藥

在西醫神經系統用藥方面，大多以止痛、消炎作用為主，雖然止痛、消炎藥物效果快，尤其是對於腰痛及關節炎等。腰痛是指腰部一側或兩側疼痛。腰酸是指腰部的酸楚感。在臨床上腰痛常伴有腰酸，腰酸則不一定有腰痛，二者均與中醫所謂的腎有密切的關係，在中醫認為「腰為腎之府」。

西醫的內、外、骨、婦等各科疾病，均可以出現腰痠和腰痛。一般可以分為四大類：第一類為脊柱疾病，如類風濕性脊柱炎、肥大性脊柱炎、結核性或化膿性脊柱炎等；第二類為脊柱旁軟組織疾病，如腰肌勞損、纖維組織炎等；第三類為脊神經根受刺激，如脊髓壓迫症、急性脊髓炎等；第四類為內臟疾病，如腎臟病（包括腎盂腎炎、腎絲球腎炎、腎結石、腎結核、游離腎、腎積水、腎膿瘍等），以及急性胰臟炎、胃穿孔、膽囊炎、膽結石、子宮後傾、慢性前列腺炎等。

以中醫而言，由於腰為腎之府，所以歷代醫家均認為腎虛在腰痛、腰痠的發病中是最重要的因素。關節炎也就是中醫的痺症，其受風、寒、濕、熱之邪所致。風寒濕邪，侵襲人體，居處潮濕，涉水冒雨，氣候劇變，冷熱交錯風寒濕邪乘虛侵襲人體，注於經絡，留於關節，氣血痺阻，痺證。可分成風邪：風勝善行而數變，痺痛游走不定，行痺。寒邪：寒氣凝澀，氣血凝滯不通，疼痛劇烈痛痺。濕邪：濕性黏滯重著，肌膚、關節麻木重著，痛有定處，著痺。若以西醫的治療方式只要用止痛消炎藥就可達到不錯的效果，但這些藥皆會造成心臟的衰弱及消化機能障礙，致臨床上常見有降心（火）上升之力弱及脾陽虛等證，最後導心脾氣血不足，若以對證藥物小建中湯將可治療其轉經證型。

在癌痛方面中藥倒無直接強力止痛的藥物，西藥一般都以嗎啡藥物來為主，效果快，對於癌末病人的生活品質有極大的幫助。但臨床上口渴、便秘、噁心、呼吸困難、嗜睡等副作用則無法解決，筆者曾在某醫學中心的癌末病房做過研究，癌末病人依其中醫久病必虛之觀念可知大多患者皆為虛證體質，若以嗎啡藥物來控制疼痛者則大多為肺燥陰虛之證型。筆者以麥門冬湯做成藥膳的方式對於使用嗎啡的癌末病人則可解決嗎啡的副作用，故一藥一證之治療觀念更可提高癌末患者的生活品質。

以下圖表為神經系統藥物之性味歸經及臨床藥理作用與副作用。

西藥	效用分類	表裏	寒熱	虛實	藥性	燥潤	升降	收散	味	歸經
麻醉鎮痛藥	鎮痙止痛	裏	寒	實	熱	燥	升	散	苦	肝心肺
對位胺基酚	清熱解表	表	熱	實	涼	燥	升	散	酸	肝肺
阿斯匹林	清熱解表	表	熱	實	涼	燥	升	散	酸辛	心脾肺
解熱鎮痛消炎藥	清熱解表	表	熱	實	涼	燥	升	散	酸辛	脾肺腎

臨床藥理作用及副作用

西藥	效能	副作用
麻醉鎮痛藥	中樞性止痛	口渴，便秘，噁心，呼吸困難，嗜睡
對位胺基酚	解熱，鎮痛	寒熱往來，肝障礙
阿斯匹林	解熱，鎮痛，抗血栓	胃腸潰瘍，出血，粒球減少症，再生不良性貧血，氣喘
解熱鎮痛消炎藥	解熱，鎮痛，抗發炎	胃腸潰瘍，出血，粒球減少症，再生不良性貧血，腎障礙

經痛病例

陳〇〇小姐，37 歲，初診 100/02/15，主訴：平時就容易感到腰酸背痛及疲勞，月經來時則更甚。服用西藥三天後疼痛已有改善，但疲勞仍舊，且有腸胃不適的問題而改看中醫。經中醫師診斷後，口乾，脈浮弦。主訴食慾不振、噁心、嘔吐、胃痛及輕微下痢等之症狀。且有心悸亢進、胸中煩悸、頭痛等。

藥物：Ponstan (Mefenamic Acid) 500mg,tid×3 天

試依西藥藥性分析服用後之一藥一主證之關係，分析本病例的藥物所引起的證型，並提出其一藥一主證之方藥。

筆記

1. 麻醉鎮痛劑 (Morphine)

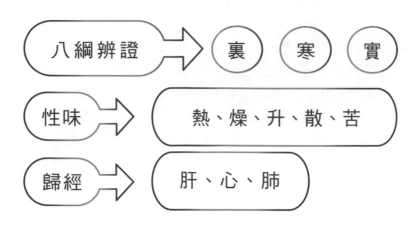

八綱辨證 ➡ 裏　寒　實

性味 ➡ 熱、燥、升、散、苦

歸經 ➡ 肝、心、肺

中藥藥性觀點：

1. 運用方法：鎮痙止痛。
2. 適用範圍：鎮痙止痛。用於諸般疼痛症。
3. 注意事項：筆者於台大緩和醫療病房中長期使用嗎啡的患者中發現皆有此症狀：咳少痰，口、鼻、咽、唇乾燥乏津，口渴，身熱已退，或身有微熱，舌紅乾，苔少，脈細數等，此為肺胃陰傷之證型。宜用滋陰清熱，滋養肺胃之陰來緩解其證。

西藥藥理觀點：

1. 效能：為鎮痛劑，尤其可減輕末期癌症病患痛苦而貢獻良多。
2. 藥理作用：本藥作用於中樞神經與平滑肌，能改變神經對痛的感受性與反應性，而達到止痛效果。給藥後分佈於全身，但在腎，肝，肺中濃度較高。
3. 副作用 (轉經證)：偶或產生噁心、嘔吐、便秘、暈眩、輸尿管及膽管痙攣等現象。高劑量容易導致呼吸抑制、血壓下降，昏迷。兒童、嬰兒用後易產生痙攣現象使用宜審慎。
4. 中毒處理：立即以其拮抗劑 Naloxone 注射劑 $400 \mu g$ 解毒。必要時重覆給藥。

圖解麻醉鎮痛劑之一藥一主證

麥門冬湯證

轉經證：肺胃陰傷
週後證型：氣陰兩虛

氣陰兩虛

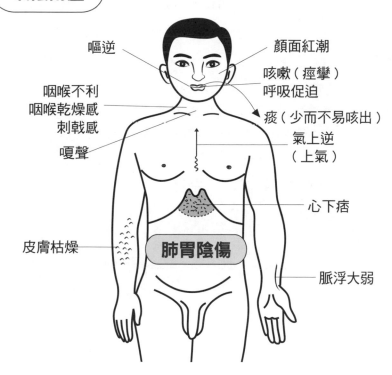

嘔逆

顏面紅潮
咳嗽（痙攣）
呼吸促迫

咽喉不利
咽喉乾燥感
刺戟感
嗄聲

痰（少而不易咳出）
氣上逆
（上氣）

心下痞

皮膚枯燥

肺胃陰傷

脈浮大弱

參考文獻：

1. *Tsung-Hsiu Wu*, Tai-Yuan Chiu, Ching-Yu Chen, Ling-Ling Yang. Herb drug rice milk for terminal cancer patients on life satisfaction assessment. Taiwan Journal of *Hospice Palliative Care* 2006; 11(1): 24-33.

2. 對位胺基酚 (Acetaminophan)

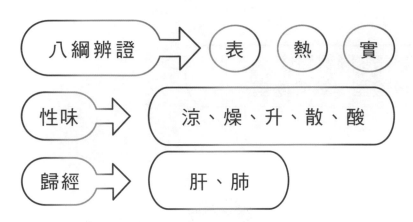

八綱辨證 ➡ 表　熱　實

性味 ➡ 涼、燥、升、散、酸

歸經 ➡ 肝、肺

中藥藥性觀點：

1. 運用方法：清熱解表。

2. 適用範圍：清肺瀉熱。用於肺熱雍盛之發熱，喘咳胸疼等。也用於肺胃風火上攻於目之眼瞼腫脹，澀癢不適，羞明流泪症。

3. 注意事項：本品性涼燥升散，善解表熱實證。但過量反將陽邪傳裏，熱結于裏，故四肢逆而不溫，為四逆散證。

西藥藥理觀點：

1. 效能：解熱、止痛(關節痛、肌肉痛、風濕痛、神經痛、月經痛、牙痛、頭痛之舒緩)。

2. 藥理作用：

   (1) 主要是用來「解熱」，對於正常體並無影響，仍可保持體溫之恆定。對於某些發燒之患者，可由增加周圍血管的熱量散失，以達到體溫下降之結果。

   (2) 另一功能是「止痛」，能迅速抑制大腦興奮引起的痛覺，亦可使中樞對疼痛之感覺遲鈍。

   (3) 本品之解熱鎮痛作用與阿司匹靈比較，於同劑量，同濃度下，產生相同之解熱鎮痛效果，所以對阿司匹靈過敏之患者可以本藥代之。

3. 副作用 (轉經證)：寒熱往來、肝障礙、血小板減少症、顆粒減少症。

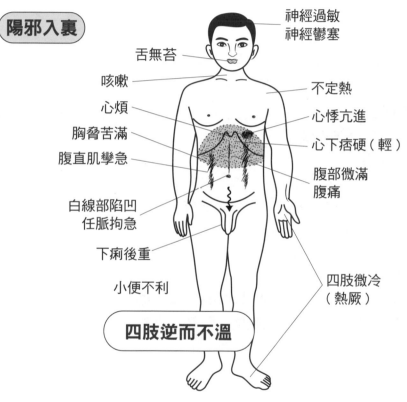

圖解對位胺基酚之一藥一主證

四 逆 散 證

轉經證：陽邪入裏
週後證型：四肢逆而不溫

陽邪入裏

舌無苔

咳嗽

心煩

胸脅苦滿

腹直肌攣急

白線部陷凹
任脈拘急

下痢後重

小便不利

神經過敏
神經鬱塞

不定熱

心悸亢進

心下痞硬（輕）

腹部微滿
腹痛

四肢微冷
（熱厥）

四肢逆而不溫

參考文獻：

1.Halegoua-De Marzio D, Navarro VJ. Drug-induced hepatotoxicity in humans. *Curr Opin Drug Discov Devel.* 2008 Jan; 11(1): 53-9. Review.

2.Ohta Y, Kobayashi T, Hayashi T, Inui K, Yoshino J, Nakazawa S. Preventive effect of Shigyaku-san on progression of acute gastric mucosal lesions induced by compound 48/80, a mast cell degranulator, in rats. *Phytother Res.* 2006 Apr; 20(4): 256-62.

3. 阿斯匹林 (Aspirin)

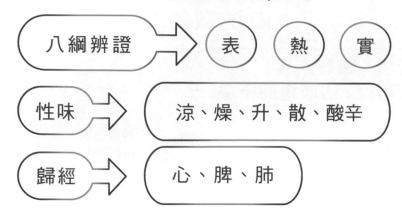

八綱辨證 ➡ 表　熱　實

性味 ➡ 涼、燥、升、散、酸辛

歸經 ➡ 心、脾、肺

中藥藥性觀點：

1. 運用方法：清熱解表。
2. 適用範圍：
   (1) 發汗解表，祛風勝濕。用於風寒或風溫之邪外侵之頭疼、發熱、咽疼等。還用於風寒濕熱之邪痺阻經絡之關節紅腫疼痛，游移走竄，困倦納差，多汗等。
   (2) 通陽活血。用於胸陽本虛，心脈為邪所痺阻之胸悶心慌，脈結代等。
3. 注意事項：
   (1)《醫學衷中參西錄》中對其藥性多有描述：性涼而能外散，善退外感之熱，初得外感風熱，服之出涼汗即癒。
4. 禁忌：潰瘍病及有出血傾象者忌用。

西藥藥理觀點：

1. 效能：
   (1) 因感冒引起的頭痛發燒、肌肉痛、關節痛以及各種疼痛等。
   (2) 可預防心臟病及腦中風之發生。
2. 藥理作用：有止痛和解熱的作用。也能抑制破壞組織之溶菌酶的釋出，減低微血管的通透性，故也具消炎作用。
3. 副作用 (轉經證)：常見的為胃腸不舒服、輕微的噁心和嘔吐及氣喘。若長期大量服用則會有貧血，腎、肝功能障礙等，應該要停止使用。

圖解阿斯匹林之一藥一主證

小 建 中 湯 證

> 轉經證：少陽發病
> 週後證型：心脾氣血不足

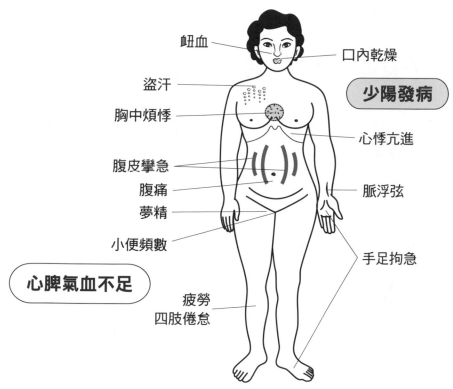

少陽發病

心脾氣血不足

衄血
口內乾燥
盜汗
胸中煩悸
心悸亢進
腹皮攣急
腹痛
夢精
脈浮弦
小便頻數
手足拘急
疲勞
四肢倦怠

參考文獻：

1. Schrör K. Aspirin and Reye syndrome: a review of the evidence. *Paediatr Drugs.* 2007; 9(3): 195-204. Review.

2. Kamikawatoko S, Tokoro T, Azuma H, Hamasaki H, Ishida A. Effects of Chinese medicine on bovine ciliary muscles. *Nippon Ganka Gakkai Zasshi.* 1994 Nov; 98(11): 1061-6. Japanese.

4. 解熱鎮痛消炎藥 (Non-Steroidal Anti-Inflammatory Drugs， NSAID)

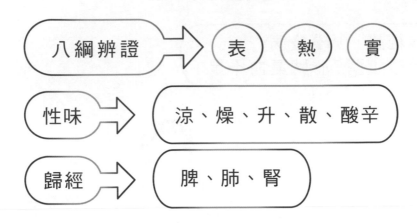

八綱辨證 ➡ 表　熱　實

性味 ➡ 涼、燥、升、散、酸辛

歸經 ➡ 脾、肺、腎

中藥藥性觀點：

1. 運用方法：清熱解表。
2. 適用範圍：疏風清熱。用於風熱襲肺之發熱頭痛，咳嗽，咽疼或風熱之邪上攻於目之目赤澀疼，羞明流淚等。
3. 注意事項：本藥有眩暈、鬧胃之不良反應。

西藥藥理觀點：

1. 效能：適用於改善慢性關節風濕、傴麻質斯變形性關節症、變形性脊椎症、腰痛症、骨盤內炎症、末梢神經病變、腰部椎間突出症等。
2. 藥理作用：主要的作用是能阻止「前列腺素」的產生，因此能解除關節疼痛及發炎的症狀。
3. 副作用 (轉經證)：常見的為食慾不振、噁心、嘔吐、胃痛及下痢等之症狀。嚴重的可能會心跳不正常、休克、嚴重頭痛等。

圖解解熱鎮痛消炎藥之一藥一主證
小 建 中 湯 證

轉經證：少陽發病
週後證型：心脾氣血不足

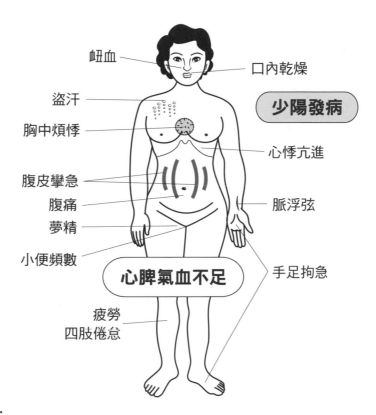

衄血
口內乾燥
少陽發病
盜汗
胸中煩悸
心悸亢進
腹皮攣急
腹痛
夢精
脈浮弦
小便頻數
心脾氣血不足
手足拘急
疲勞
四肢倦怠

參考文獻：

1. Mizushima T. Strategy for development of NSAIDs with lower risk for side effects. *Yakugaku Zasshi*. 2008 Feb;128(2)：255-61. Review. Japanese.

2. Kamikawatoko S, Tokoro T, Azuma H, Hamasaki H, Ishida A. Effects of Chinese medicine on bovine ciliary muscles. *Nippon Ganka Gakkai Zasshi*. 1994 Nov;98(11)：1061-6. Japanese.

第七章 精神用藥

精神科用藥之相關的疾病，如記憶力減退、慢性頭痛、腦痴呆、肌肉酸痛、顏面神經痲痺、運動功能障礙，坐骨神經痛、精神官能症、憂鬱症、恐慌症、失眠、幻想症、患聽症、精神分裂症等等。

本章將以中西醫觀點來看失眠症、精神官能症及精神病等。

一、失眠症

失眠在中醫上常用「不寐」作為其病名，在古代書籍中也有稱為不得眠、目不瞑、不得臥者等病名。這是指經常性睡眠減少的病證，輕者就寢後難以入眠、或時寐時醒、或寐後易醒而醒後難以再入眠，較嚴重者則徹夜不眠。

在西醫的精神官能症、更年期症候群等病，常會發生失眠的情形。而中醫則認為，睡眠是由人的心神所主導，當陽氣由動轉靜時，則呈入睡狀態；反之，若陽氣由靜轉動時，則為清醒狀態。一個人能夠正常的睡眠作息，乃是人體陰陽之氣能自然而有規律的轉化所致；若這種規律一旦被破壞，就可能導致失眠的發生。

造成失眠的原因可分成外感和內傷兩方面，由外感病引起者，主要見於各種熱病過程；內傷引起者多由於情志所傷、心虛膽怯、思慮過度、飲食不節或先天稟賦不足等不同因素，導致使心、肝、膽、脾、胃、腎等臟腑功能失調，進而造成心神不寧而成本病。

二、精神官能症

以緊張、焦慮、憂鬱、失眠等情緒困擾或職業、人際關係等適應障礙。常合併自律神經功能失調(如胸悶、心悸、手抖、手心冒汗……等)例如：焦慮症、恐慌症、強迫症、適應障礙疾患、創傷後壓力疾患……。

由於失眠的原因與情志方面的關係較大，因此除了一般藥物治療之外，尤其應注意精神方面的調攝。平常要隨時將心中的煩惱予以解除，日常生活和工作上避免過大的壓力，盡量保持情緒上的穩定，時常保持心情舒暢。睡前不宜飲用濃茶、咖啡等刺激之品。平時晚上避免過度的使用腦力，以免產生虛性亢奮發生。有些人對環境的聲音很敏感，一般人居處在噪音太大的環境下，常可影響入睡而釀成失眠，故應盡量設法避免或消除噪音。

三、精神病

以幻覺、妄想、干擾行為、破壞行為、胡言亂語……為主。有些會造成功能的衰退，如精神分裂者常有筋攣的現象、921 震災後造成的失明。例如：精神分裂症、妄想症、器質性精神病、躁症……等等。

1. 精神分裂症

妄想：被害、被跟蹤、被毒害→對關係的不安全感。幻覺：患聽為主。解構性語言：無組織、不切題、胡言亂語。解構的行為：失序、行為怪異。負性症狀：面無表情、言語貧乏、無動機意志缺乏。

2. 躁症：

幾乎整天都存在著高昂開闊或激躁的心情；誇大妄想、話量多不易打斷、思考飛躍、注意力分散、做很多事但都不成功、睡眠需求減少、目的取向的活動增加、很忙但無目的、沉溺慾樂性的活動。

3. 重度憂鬱症：

憂鬱心情或失去興趣及快樂、憂鬱情緒、活動量減少、食慾減低、體重減輕、失眠、疲累無力、無望感無價值感或罪惡感、思考不能集中、猶豫不決、反覆想到死亡、精神活動遲滯。

中醫在處理這些疾病或症狀時常採用辨證與辨病的方法同時治療，常有降低西藥藥量，降低西藥的毒副作用，提昇病患生活品質的功用。

筆者依其臨床上藥物之副作用歸納出失眠症、精神官能症及精神病等藥物其藥性溫燥，長期服用此精神系統藥物由其共通之副作用為口渴、便秘、健忘、嗜睡等臟燥證型，故長期服用此精神系統藥物患者宜佐以甘麥大棗湯來治其轉經證。

以下圖表為精神系統藥物之性味歸經及臨床藥理作用與副作用。

西藥	效用分類	表裏	寒熱	虛實	藥性	燥潤	升降	收散	味	歸經
抗精神病藥	安神鎮驚	裏	熱	實	涼	燥	升	收	苦	肝心脾
左旋多巴	安神助陽	裏	寒	虛	溫	燥	升	收	苦	肝心脾
二苯妥因	安神鎮驚	裏	熱	實	涼	燥	升	收	苦	肝心脾
三環抗憂鬱藥	安神解鬱	裏	寒	虛	溫	燥	升	收	苦	心腎膀胱
鎮靜安眠藥	安神鎮驚	裏	熱	實	涼	燥	升	收	苦	肝心

臨床藥理作用及副作用

西藥	效能	副作用
抗精神病藥	安神	口渴，便秘，排尿困難，心悸，青光眼，月經異常，乳汁分泌
左旋多巴	抗巴金森氏症	心跳加快，失眠，盜汗，惡夢，噁心，口渴
二苯妥因	抗痙攣	毛髮增生，失眠，便秘，肌肉顫抖，牙齦腫大
三環抗憂鬱藥	抗憂鬱，治夜尿	口乾，尿滯留，便秘，心跳加快，視力模糊
鎮靜安眠藥	鎮靜，安眠，抗焦慮	口渴，便秘，健忘，嗜睡

失眠病例

劉○○先生，67歲，職業：退休人員，婚姻：已婚，身高：168cm，體重：62kg，血型：A型，初診日期：2007年8月21日，主訴：失眠約1個月。年輕時有胃潰瘍病史，平常個性較急，易緊張，時常眠淺易醒。一個月前因家中有重大變故，日夜思慮煩憂，而致無法入睡。失眠初期曾至西醫精神科門診就診，門診醫師處方予鎮靜劑，服用後雖能入睡，但晨起後感到十分疲倦，頭部感覺重脹不清醒，且走路亦覺腳底有輕浮感。因服用西藥後的種種不適，遂於一週後自行停止服藥，而前來醫院中醫部求診，以解決失眠的問題。

藥物：Stilnox (Zolpidem hemitartrate) 10mg,HS×30天

試依西藥藥性分析服用後之一藥一主證之關係，分析本病例的藥物所引起的證型，並提出其一藥一主證之方藥。

1. 抗精神病藥 (Antipsychotic drugs)

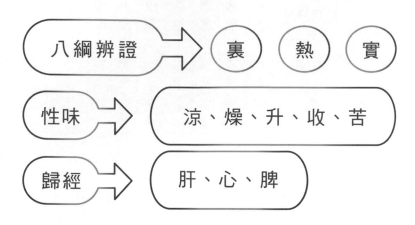

八綱辨證 ➡ 裏　熱　實

性味 ➡ 涼、燥、升、收、苦

歸經 ➡ 肝、心、脾

中藥藥性觀點：

1. 運用方法：安神鎮驚。

2. 適用範圍：鎮心安神。用於心氣本虛，心神受擾之心悸氣短，胸悶，脈細速或結代等。

3. 注意事項：久服此藥常致臟陰不足，致患臟燥，如：精神恍惚，血壓下降、疲倦、視力減弱、夜盲、口乾、便秘、呼吸困難、發燒、心悸、青光眼、月經異常、乳汁異常等。

西藥藥理觀點：

1. 效能：精神失常、躁症、攻擊性障礙、噁心、嘔吐等。

2. 藥理作用：具有鎮靜、止吐、催眠及抗精神病的作用，可以治療精神失常。

3. 副作用 (轉經證)：血壓下降、疲倦、視力減弱、夜盲、口乾、下痢、便秘、鼻塞、呼吸困難、發燒、排尿困難、心悸、青光眼、月經異常、乳汁異常等。

圖解抗精神病藥之一藥一主證

甘麥大棗湯證

轉經證 : 臟躁證
週後證型 : 臟躁證

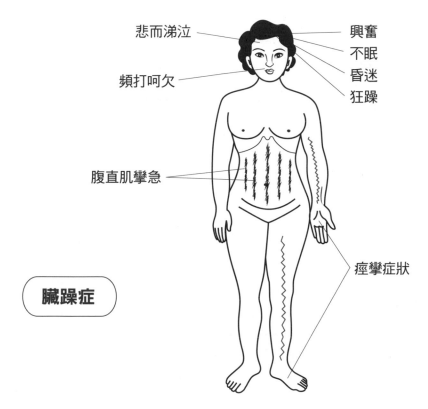

悲而涕泣

頻打呵欠

腹直肌攣急

臟躁症

興奮
不眠
昏迷
狂躁

痙攣症狀

參考文獻 :

1. Leucht C, Kitzmantel M, Chua L, Kane J, Leucht S. Haloperidol versus chlorpromazine for schizophrenia. *Cochrane Database Syst Rev.* 2008 Jan 23; (1): CD004278. Review.

2. Murata R, Matsuoka O, Hattori H, Kawawaki H, Nakajima S, Nakamura M, Tsukamoto Y, Isshiki G. Efficacy of kan-baku-taiso-to (TJ-72) on breath-holding spells in children. *Am J Chin Med.* 1988; 16(3-4): 155-8.

2. 左旋多巴 (Levodopa)

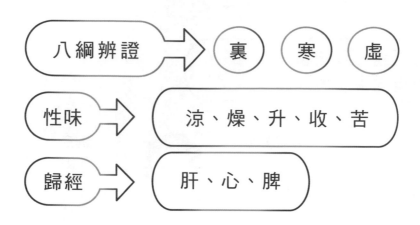

八綱辨證 ➡ 裏　寒　虛

性味 ➡ 涼、燥、升、收、苦

歸經 ➡ 肝、心、脾

中藥藥性觀點：

1. 運用方法：安神助陽。
2. 適用範圍：開竅通閉，活血散結，安神益腦。用於心悸氣短，心腹疼痛、精神萎靡、癱瘓、健忘等。
3. 注意事項：此藥性溫，與性涼之維生素 B6 相畏，應避免併用以免降低左旋多巴之效用。

西藥藥理觀點：

1. 效能：帕金森氏病，帕金森氏症候群。
2. 藥理作用：本藥是治療帕金森症的藥物，帕金森症主要是因為腦中兩種神經傳導物質乙烯膽鹼 (Acetycoline) 和多巴胺 (Dopamine) 不平衡所造成，本藥能增加多巴胺 (Dopamine) 在腦部細胞的含量，改善帕金森症的症狀。
3. 副作用 (轉經證)：失眠、胃口降低、注意力不集中、流汗增加、疲倦、做惡夢、噁心嘔吐、緊張、頭痛、頭暈目眩、虛弱、手部顫抖、心跳加快、走路困難、背部頸部肌肉僵硬痙攣、臉部和手腳肌肉不能自行控制、口渴、灼胸、發疹、排尿異常、視覺異常等。

圖解左旋多巴之一藥一主證
甘 麥 大 棗 湯 證

轉經證：臟躁證
週後證型：臟躁證

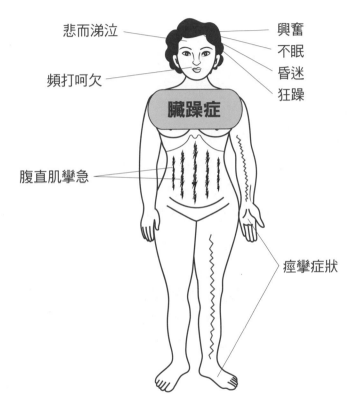

悲而涕泣　　　　　　　　　　興奮
　　　　　　　　　　　　　　不眠
頻打呵欠　　　　　　　　　　昏迷
　　　　　　　　　　　　　　狂躁

臟躁症

腹直肌攣急

痙攣症狀

參考文獻：

1.Müller T, Hefter H, Hueber R, Jost WH, Leenders KL, Odin P, Schwarz J. Is
levodopa toxic? J Neurol. 2004 Sep; 251 Suppl 6: VI/44-6. Review.

2.Murata R, Matsuoka O, Hattori H, Kawawaki H, Nakajima S, Nakamura M,
Tsukamoto Y, Isshiki G. Efficacy of kan-baku-taiso-to (TJ-72) on breath-
holding spells in children. *Am J Chin Med.* 1988; 16(3-4): 155-8.

3. 二苯妥因 (Diphenylhydantoin)

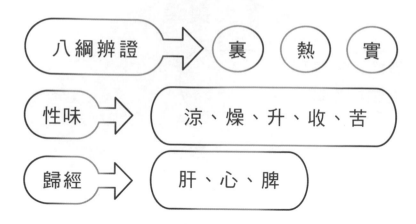

| 八綱辨證 | ⟹ | 裏 | 熱 | 實 |

性味 ⟹ 涼、燥、升、收、苦

歸經 ⟹ 肝、心、脾

中藥藥性觀點：

1. 運用方法：安神鎮驚。

2. 適用範圍：豁痰息風。用於精虧於下，痰阻於中而清竅失養之眩暈嘔吐，耳鳴及風挾痰火閉阻心神之癲癇持續狀態。

3. 注意事項：本品性燥且入肝、心、脾經，長期服用易生血燥證型。

西藥藥理觀點：

1. 效能：癲癇，尤其是大發作，精神運動發作，其他痙攣作用等。

2. 藥理作用：能改善由神經細胞內一時的高鈉狀態所引起之機能障害，能控制或明顯減少大發作及其他的痙攣性發作。

3. 副作用 (轉經證)：

   (1) 毛髮增多、失眠、便秘、肌肉顫抖、噁心、頭痛等。較嚴重的話，可能會有流鼻血、行動笨拙、牙齦腫大或流血等。

   (2) 肝障礙，血液障礙患者最好不要使用。

圖解二苯妥因之一藥一主證

甘 麥 大 棗 湯 證

轉經證：臟躁證
週後證型：臟躁證

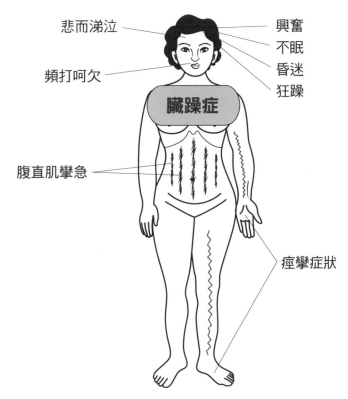

悲而涕泣

頻打呵欠

腹直肌攣急

興奮
不眠
昏迷
狂躁

臟躁症

痙攣症狀

參考文獻：

1. Scheinfeld N. Phenytoin in cutaneous medicine: its uses, mechanisms and side effects. *Dermatol Online J.* 2003 Aug; 9(3): 6. Review.

2. Murata R, Matsuoka O, Hattori H, Kawawaki H, Nakajima S, Nakamura M, Tsukamoto Y, Isshiki G. Efficacy of kan-baku-taiso-to (TJ-72) on breath-holding spells in children. *Am J Chin Med.* 1988; 16(3-4): 155-8.

4. 鎮靜安眠藥 (Sedative-hypnotic drugs)

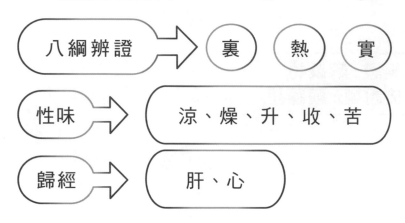

八綱辨證 ➡ 裏　熱　實

性味 ➡ 涼、燥、升、收、苦

歸經 ➡ 肝、心

中藥藥性觀點：

1. 運用方法：安神鎮驚。

2. 適用範圍：養心安神，除煩定驚。用於心悸怔忡，焦慮不安，躁擾不寧。

3. 注意事項：本藥安神鎮驚入肝心經，性燥傷陰，長期服用此藥者宜以甘麥大棗湯來養血安神、舒肝解鬱。

西藥藥理觀點：

1. 效能：用於強迫性神經病、恐怖症、歇斯底里、不安性緊張、精神神經症，精神分裂症、鎮靜劑安眠作用肌肉痙攣。

2. 藥理作用：具有自主神經穩定，精神鬆弛，肌肉鬆弛及鎮靜安眠之作用。

3. 副作用 (轉經證)：通常有口乾、便秘、想睡、噁心嘔吐、視覺模糊、頭痛、頭暈目眩、發抖的情形。

圖解鎮靜安眠藥之一藥一主證
甘麥大棗湯證

轉經證：臟躁證
週後證型：臟躁證

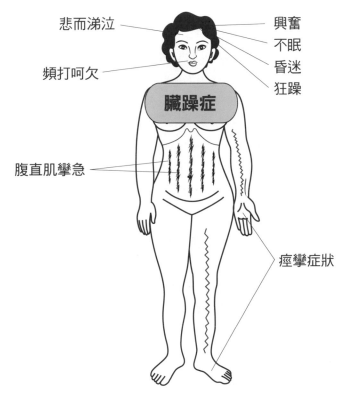

悲而涕泣

頻打呵欠

臟躁症

腹直肌攣急

興奮
不眠
昏迷
狂躁

痙攣症狀

參考文獻：

1.Roth T. A physiologic basis for the evolution of pharmacotherapy for insomnia. J *Clin Psychiatry.* 2007; 68 Suppl 5: 13-8. Review.

2.Murata R, Matsuoka O, Hattori H, Kawawaki H, Nakajima S, Nakamura M, Tsukamoto Y, Isshiki G. Efficacy of kan-baku-taiso-to (TJ-72) on breath-holding spells in children. *Am J Chin Med.* 1988; 16(3-4): 155-8.

5. 三環抗憂鬱藥 (Tricyclic antidepressants)

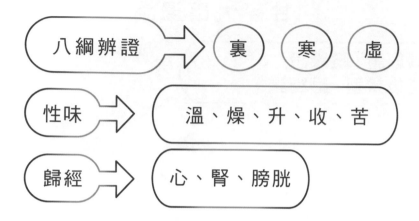

八綱辨證 ➡ 裏 寒 虛

性味 ➡ 溫、燥、升、收、苦

歸經 ➡ 心、腎、膀胱

中藥藥性觀點：

1. 運用方法：安神解鬱。
2. 適用範圍：
   (1) 安神解鬱。用於七情所傷而致的忿怒憂鬱、虛煩不安，健忘失眠等證。
   (2) 溫補腎氣。用於腎虛氣化難行及腎氣未充，封藏不固之遺尿等。
3. 注意事項：癲為陰證，患者多有抑鬱之象。狂為陽證，患者多有燥鬱之象。本藥為陽藥而治陰證，故陽證或燥證體質者如心肌梗塞、狹心症、甲狀腺機能亢進需慎用。

西藥藥理觀點：

1. 效能：憂鬱病、夜尿。
2. 藥理作用：對於以抑鬱狀態為主要原因而形成之情緒異常，可予以恢復，也可緩解抑鬱或不安。
3. 副作用 (轉經證)：口乾、排尿困難、便秘、眼內壓亢進之患者、視力模糊、心跳加快。另心肌梗塞、狹心症、甲狀腺機能亢進等使用此藥需特別注意。

圖解三環抗憂鬱藥之一藥一主證
甘麥大棗湯證

轉經證：臟躁證
週後證型：臟躁證

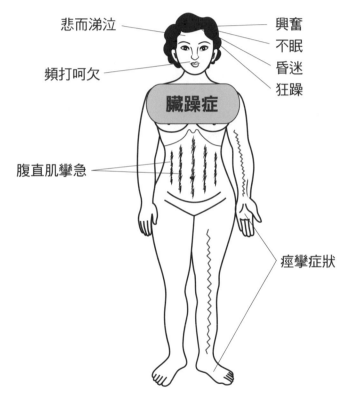

悲而涕泣

頻打呵欠

腹直肌攣急

臟躁症

興奮
不眠
昏迷
狂躁

痙攣症狀

參考文獻：

1. Guaiana G, Barbui C, Hotopf M. Amitriptyline for depression. *Cochrane Database Syst Rev.* 2007 Jul 18; (3): CD004186. Review.

2. Murata R, Matsuoka O, Hattori H, Kawawaki H, Nakajima S, Nakamura M, Tsukamoto Y, Isshiki G. Efficacy of kan-baku-taiso-to (TJ-72) on breath-holding spells in children. *Am J Chin Med.* 1988; 16(3-4): 155-8.

第八章 維生素及電解質藥物

以下圖表為維生素及電解質藥物之性味歸經及臨床藥理作用與副作用。

西藥	效用分類	表裏	寒熱	虛實	藥性	燥潤	升降	收散	味	歸經
含鋁制酸劑	消食和胃	裏	寒	虛	溫	燥	降	收	鹹	心脾腎
含鎂制酸劑	消食和胃	裏	寒	實	溫	潤	降	散	鹹	肝心膽腎
氯化鉀	鎮心安神	裏	熱	實	寒	潤	降	收	鹹	心脾
鈣鹽	溫通陽氣	裏	寒	虛	熱	潤	降	收	鹹	肝心腎
葉酸	養血潤燥	裏	寒	虛	溫	潤	降	收	酸甘	心脾
葡萄糖點滴	補氣滋陰	裏	寒熱	虛	平	潤	降	收	甘	肝心脾肺腎
碳酸氫鈉	消食和胃	裏	熱	虛	涼	燥	降	收	鹹	心肺腎胃
維生素 A	養肝潤肺	裏	熱	虛	涼	潤	降	收	酸甘	肝肺
維生素 B_1	潤燥止痙	裏	熱	虛	涼	潤	降	收	酸甘	肝脾
維生素 B_{12}	活血養血	裏	寒	虛	平	潤	降	收	酸甘	肝脾
維生素 B_2	潤燥止痙	裏	熱	虛	涼	潤	降	收	酸甘	肝脾
維生素 B_6	潤燥止痙	裏	熱	虛	涼	潤	降	收	酸甘	肝心胃
維生素 C	滋養營血	裏	熱	虛	平	潤	降	收	酸	肝心
維生素 D	補腎健骨	裏	寒	虛	熱	潤	降	收	鹹	腎
維生素 E	養心益腎	裏	熱	虛	平	潤	降	收	鹹	腎
維生素 K	益營攝血	裏	寒	虛	溫	潤	降	收	甘鹹	脾肺
鐵劑	養血益營	裏	寒	虛	溫	燥	降	收	甘	心脾胃

有機元素之陰陽：

（由陰至陽排列）：鉀（寒）＞鈉（涼）＞鎂（溫）＞鈣（熱）

陰虛時，血中鈉離子濃度升高，鉀離子濃度降低。（同時有鈉，鉀離子存在時，鈉離子相對於鉀離子為陽）

臨床藥理作用及副作用

西藥	效能	副作用
含鋁制酸劑	制酸，止瀉	便秘，老年痴呆，軟骨症，肌肉抽搐
含鎂制酸劑	制酸，軟便	高血鎂，低血鈣，潮紅，出汗，口乾
氯化鉀	低血鉀	高血鉀，心跳停止
鈣鹽	骨質疏鬆，拘急痙攣	高血鈣，腎結石，心律不整，高血鋁
葉酸	補血	不易有副作用
葡萄糖點滴	營養補給	血栓靜脈炎，高血糖，糖尿
碳酸氫鈉	引藥下行，解酸毒	強直性痙攣，貧血，鹼中毒，噁心，低血鉀
維生素 A	預防夜盲症，皮膚乾燥	頭痛，嘔吐，(過量)肝腫大
維生素 B_1	預防腳氣病，神經炎	(水溶性維生素)不易有副作用
維生素 B_{12}	惡性貧血，神經痛	(水溶性維生素)不易有副作用
維生素 B_2	預防口角炎，角膜炎	(水溶性維生素)不易有副作用
維生素 B_6	(化療後之副作用)神經炎	(水溶性維生素)不易有副作用
維生素 C	抗氧化，預防壞血病	(水溶性維生素)不易有副作用
維生素 D	預防骨質疏鬆	(高血鈣)頭痛，嘔吐，排尿過多，口渴，焦慮，結石
維生素 E	抗衰老	(少見)腸胃不適
維生素 K	促凝血	血栓
鐵劑	抗貧血	腸胃障礙，血鐵症

思考題

長期以葡萄糖點滴輸注有何優缺點？

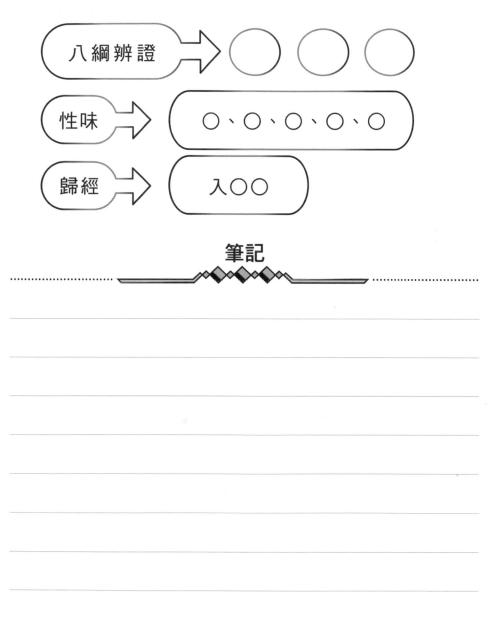

八綱辨證 ➡ ◯ ◯ ◯

性味 ➡ ◯、◯、◯、◯、◯

歸經 ➡ 入◯◯

筆記

1. 含鋁制酸劑 (Aluminum salt)

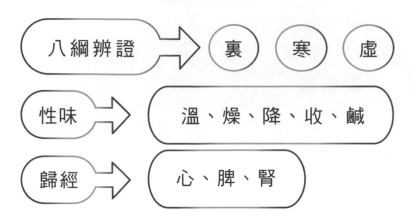

中藥藥性觀點：

1. 運用方法：消食和胃。
2. 適用範圍：燥濕止瀉和胃。用於胃氣不和之納差泛酸，腹疼瀉痢，便下膿血粘凍等。
3. 注意事項：鋁鹽藥性溫燥，久服易致陽明溫病。依《溫病條辨》所述，陽明溫病，無上焦證，數日不大便，當下之。若其人素陰虛，不可行承氣者，增液湯主之。

西藥藥理觀點：

1. 效能：胃酸過多、胃及十二指腸潰瘍。
2. 藥理作用：不會被身體吸收，不會破壞體內酸鹼平衡，產生保護膜，可舒緩過多胃酸，讓發炎部位與粘膜潰瘍快速痊癒，減輕不舒服情形。
3. 副作用 (轉經證)：
(1) 老年痴呆，軟骨症，肌肉抽搐。如果發炎延伸到腸道深處，使用大劑量時會有輕微便秘。必須躺臥在病床患者可併服溫和緩瀉劑。
(2) 腎損傷患者應避免長期高劑量治療。

圖解鋁制酸劑之一藥一主證

增液湯證

轉經證：陽明溫病
週後證型：陽明溫病

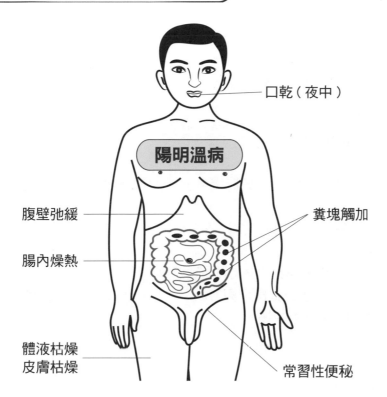

口乾（夜中）

陽明溫病

腹壁弛緩

糞塊觸加

腸內燥熱

體液枯燥
皮膚枯燥

常習性便秘

參考文獻：

1. Alfrey AC. Aluminum toxicity in patients with chronic renal failure. *Ther Drug Monit.* 1993 Dec; 15(6): 593-7. Review.

2. 蘇簡單， 王夢， 錢紅美 . 增液湯的藥理作用研究 [J]. 中醫藥研究 . 1995; 4: 49-50.

3. 何建宇 . 增液湯臨床活用 [J]. 江西中醫藥 . 2002; 2: 28.

4. 王禮鳳， 彭玉蘭， 江紅兵 . 增液湯在《溫病條辨》方中的配伍運用特點探討 [J]. 江西中醫藥 . 2005; 1: 52-3.

2. 含鎂制酸劑 (Magnesium salt)

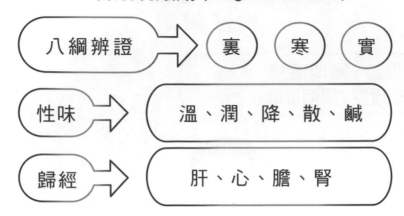

八綱辨證 ➡ 裏　寒　實

性味 ➡ 溫、潤、降、散、鹹

歸經 ➡ 肝、心、膽、腎

中藥藥性觀點：

1. 運用方法：消食和胃。
2. 適用範圍：
   (1) 硫酸鎂：鎮肝熄風。用於肝陽暴亢，生風動痙之頭疼頭暈，煩躁抽搐，子癇等。
   (2) 氧化鎂：瀉大腸。用於大腸實邪積滯。
3. 注意事項：
   (1) 鎂鹽用於大腸實邪積滯，久服易致體虛脫水缺鈣。宜以增液湯加鈣來減低其不良反應，此配伍與方劑中之增液承氣湯有異曲同功之妙。
   (2) 硫酸鎂靜脈注射須緩慢。

西藥藥理觀點：

1. 效能：便秘，緩解酸度過多的胃腸症狀，消化性潰瘍等。
2. 藥理作用：
   (1) 少量可做為制酸劑。
   (2) 若用高劑量會產生緩瀉的作用，常與鋁鹽和鈣鹽的制酸劑做併用。
3. 副作用 (轉經證)：
   (1) 潮紅、出汗、口乾、噁心、嘔吐、下痢、尿鹼性化、脫水等。
   (2) 虛弱、低血壓、心跳徐緩、昏迷，完全心臟阻斷及其它心電圖異常。
   (3) 長期使用會有直腸凝結，電解質不平衡的症狀 (高血鎂、低血鈣)。
   (4) 腹痛、嚴重腎功能不良、腸阻塞或穿孔、直腸出血等慎用。

圖解鎂制酸劑之一藥一主證
增液湯加鈣

轉經證：陽明溫病
週後證型：陽明溫病

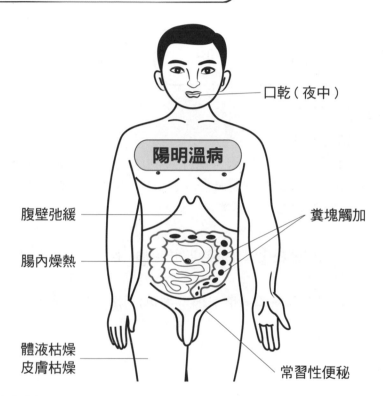

口乾（夜中）

陽明溫病

腹壁弛緩

糞塊觸加

腸內燥熱

體液枯燥
皮膚枯燥

常習性便秘

參考文獻：

1. Duley L, Gülmezoglu AM, Henderson-Smart DJ. Magnesium sulphate and other anticonvulsants for women with pre-eclampsia. *Cochrane Database Syst Rev.* 2003; (2): CD000025. Review.

2. 蘇簡單， 王夢， 錢紅美. 增液湯的藥理作用研究 [J]. 中醫藥研究. 1995; 4: 49-50.

3. 卞慧敏， 翟玉祥， 楊進. 增液湯對 "營熱陰傷証" 的藥理作用 [N]. 中國醫藥報. 2001.

3. 氯化鉀 (Potassium chloride， KCl)

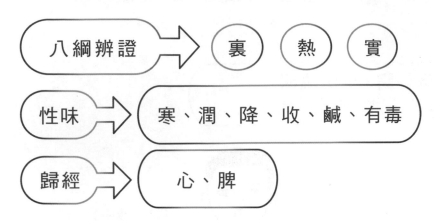

八綱辨證 ⟹ 裏　熱　實

性味 ⟹ 寒、潤、降、收、鹹、有毒

歸經 ⟹ 心、脾

中藥藥性觀點：

1. 運用方法：鎮心安神。
2. 適用範圍：補氣鎮心。用於因過用吐瀉利尿之法而氣隨津脱，或因過用强心甙類或激素類等熱藥耗氣，或因久不進食而脾胃生氣不足之氣虛乏力，腹脹肢懶，心悸等。
3. 注意事項：
   (1) 本藥性寒，過用則殺伐陽氣而致四肢疼痛，脈遲，甚則危及生命。禁止靜脈推注。
   (2) 中毒時可用排鉀劑解毒。情況穩定後可以用四逆湯來回陽救逆，袪其寒涼之氣。

西藥藥理觀點：

1. 效能：各種病因造成的低血鉀症。
2. 藥理作用：用於治療低血鉀症 (Hypopotassemia)。鉀離子是細胞內液主要的成份，負責細胞內外滲透壓之維持、電解質之平衡、細胞張力、身體內酸鹼度之平衡、神經傳導、以及細胞膜主動運輸之維持。
3. 副作用 (轉經證)：
   (1) 高血鉀。
   (2) 對藥物過敏、拉肚子、糖尿病、肝腎疾病等要謹慎用藥。
   (3) 最好與食物一起服用避免胃傷害。

圖解氯化鉀之一藥一主證

四逆湯證

轉經證：心腎陽虛
週後證型：（靜脈輸注）亡陽

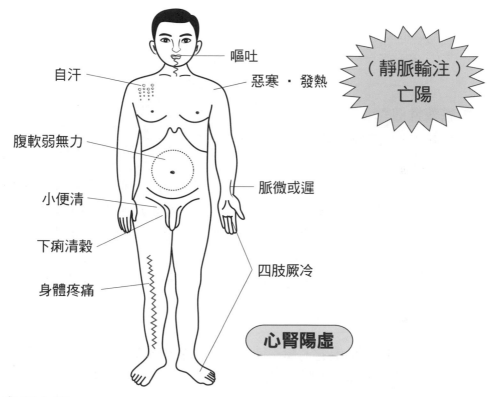

自汗

嘔吐

惡寒 · 發熱

（靜脈輸注）
亡陽

腹軟弱無力

小便清

脈微或遲

下痢清穀

身體疼痛

四肢厥冷

心腎陽虛

參考文獻：

1. Lim S. Approach to hypokalemia. *Acta Med Indones.* 2007 Jan-Mar; 39(1): 56-64. Review.

2. Zhang H, Sugiura Y, Wakiya Y, Goto Y. Sinitang (Shigyaku-to), a traditional Chinese medicine improves microcirculatory disturbances induced by endotoxin in rats. *J Ethnopharmacol.* 1999 Dec 15; 68(1-3): 243-9.

3. Ikemoto K, Utsunomiya T, Ball MA, Kobayashi M, Pollard RB, Suzuki F. Protective effect of shigyaku-to, a traditional Chinese herbal medicine, on the infection of herpes simplex virus type 1 (HSV-1) in mice. *Experientia.* 1994 May 15; 50(5): 456-60.

4. 鈣鹽 (Calcium salt)

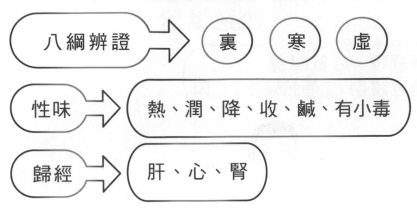

八綱辨證 ➡ 裏　寒　虛

性味 ➡ 熱、潤、降、收、鹹、有小毒

歸經 ➡ 肝、心、腎

中藥藥性觀點：

1. 運用方法：溫通陽氣。

2. 適用範圍：

   (1) 熄風止痙。用於因先天不足，或年老體弱，經絡拘急痙攣，肢體麻木疼痛，小兒多汗，夜啼易驚，或風團皮疹，皮膚搔癢等。

   (2) 溫通陽氣。用於素體陽虛而畏寒怕風，或過用寒涼之氯化鉀殺伐陽氣而引起的肢濕冷疼痛，脈遲等。

3. 注意事項：本藥性熱，不得與性熱之強心貳類藥合用。靜脈注射應緩慢。

西藥藥理觀點：

1. 效能：抑制高鉀血症之心臟毒性，心肺復甦，預防低鈣血症，硫酸鎂解毒劑，鉛絞痛的急性症狀，昆蟲叮咬時緩解肌肉痙攣。維持正常鈣的平衡和預防原發性骨質疏鬆，治療骨質疏鬆，軟骨症，慢性副甲狀腺官能症。

2. 藥理作用：供應鈣離子，鈣為調節神經，血液凝結，心臟功能，維持正常生理功能，骨骼和牙齒的必需元素，也調節神經傳導素和荷爾蒙之釋出與貯存，調節胺基酸和維他命 B_{12} 之攝取與吸收，胃分泌激素之分泌，維持細胞膜和毛細管構造和功能之完整，增加心臟肌肉張力和心收縮力。

3. 副作用(轉經證)：高鈣血症，便秘，神經與肌肉興奮性減低，腎結石，心跳過慢或其他不整脈。

圖解鈣鹽之一藥一主證
生脈散證

轉經證：氣陰兩虛
週後證型：（靜脈輸注）亡陰

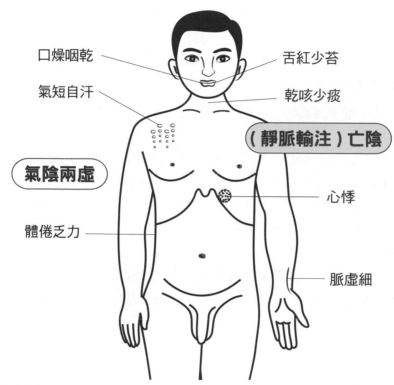

口燥咽乾
舌紅少苔
氣短自汗
乾咳少痰
（靜脈輸注）亡陰
氣陰兩虛
心悸
體倦乏力
脈虛細

參考文獻：

1. Fukumoto S. Basic and clinical aspects of calcimimetics. Structure and function of calcium-sensing receptor. *Clin Calcium.* 2008 Jan; 18(1): 32-6. Review. Japanese.

2. 許堯欽，陳榮洲，林茂村. 生脈散對人體血壓、心率與左心室功能的作用研究. 中醫藥雜誌. 2003; 14(1): 33-45.

5. 葡萄糖點滴 Dextrose(Glucose)

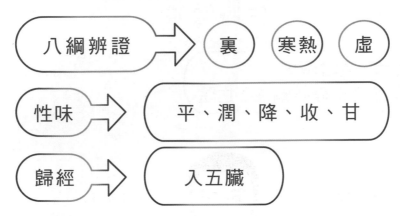

八綱辨證 ➡ 裏　寒熱　虛

性味 ➡ 平、潤、降、收、甘

歸經 ➡ 入五臟

中藥藥性觀點：

1. 運用方法：補氣滋陰。

2. 適用範圍：

   (1) 純精之物，入肝腎能滋水涵木而治療眩暈耳鳴，入心能壯水制火而治療心慌虛煩；柔肝和胃而用於惡心嘔吐；入肝解毒而用於多種中毒症，腎化氣用於利尿。精化氣津而用於口乾、乏力之氣津兩傷之症。

   (2) 其注射劑還常作為其他藥物的載體。

3. 注意事項：

   (1) 長久無法進食之患者使用靜脈輸注營養劑易導致腸胃功能的退化（臟腑退化證），儘可能給予流質鼻胃管流質進食，以維持臟腑正常功能，癒後較佳。

   (2) 糖尿病患者禁用。

西藥藥理觀點：

1. 效能：手術或其他疾患之水分及營養的補給。

2. 藥理作用：Dextrose(Glucose) 以 Glycogen 之形態，貯存於肝臟，慢慢地分解變成營養的來源，促使全身細胞機能亢進，增進身體的代謝機能‧用於手術、麻醉影響、手術後及經過的種種變化等造成的代謝障礙。本品有補給熱能、利尿、解毒等功能。

3. 副作用（轉經證）：血栓性靜脈炎，高血糖、糖尿（尤其是使用濃縮液或投予太快）。

圖解葡萄糖之一藥一主證
當歸補血湯證

> 轉經證：不常見
> 週後證型：臟腑退化證

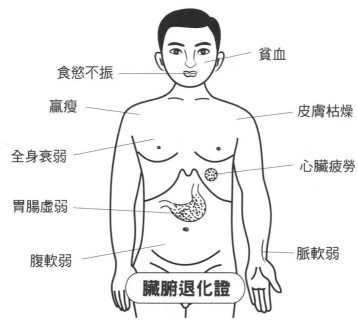

食慾不振 ── ── 貧血

羸瘦 ── ── 皮膚枯燥

全身衰弱 ── ── 心臟疲勞

胃腸虛弱 ──

腹軟弱 ── ── 脈軟弱

臟腑退化證

參考文獻：

1. Reader DM. Medical nutrition therapy and lifestyle interventions.Diabetes Care. 2007 Jul; 30 Suppl 2: S188-93. Review. Erratum in: Diabetes Care. 2007 Dec; 30(12): 3154.

2. Wen XD, Qi LW, Li P, Bao KD, Yan XW, Yi L, Li CY. Simultaneous determination of calycosin-7-O-beta-d-glucoside, ononin, astragaloside IV, astragaloside I and ferulic acid in rat plasma after oral administration of Danggui Buxue Tang extract for their pharmacokinetic studies by liquid chromatography-mass spectrometry. *J Chromatogr B Analyt Technol Biomed Life Sci.* 2008 Apr 1; 865(1-2): 99-105.

3. 劉伯成，劉良，王永祿，陳國廣，韋萍 . 當歸補血湯的藥理學研究進展 . 甘肅中醫學院學報 . 2005; 22(5): 48-50.

6. 碳酸氫鈉 (Sodium bicarbonate)

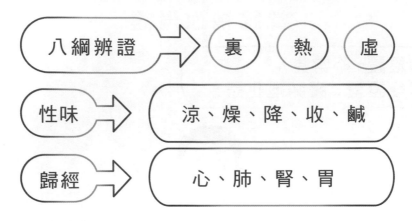

八綱辨證 ➡ 裏　熱　虛

性味 ➡ 涼、燥、降、收、鹹

歸經 ➡ 心、肺、腎、胃

中藥藥性觀點：

1. 運用方法：消食和胃。
2. 適用範圍：
   (1) 和胃制酸。用於胃痛，吐酸，燒心等。
   (2) 引藥下行。用於增強鏈黴素，卡那黴素等藥物對下焦膀胱疾病的療效。
3. 注意事項：性涼能遏水生濕，水腫尿閉者慎用。

西藥藥理觀點：

1. 效能：酸性中毒疾患、濕疹、蕁麻疹等皮膚疾患，胰島素休克之緩和、孕吐、暈車、大腸菌性疾患、結核性膀胱炎，防止由於葡萄糖注射液等引起之體液酸化。
2. 藥理作用：
   (1) 對於體液中的酸性物質停滯而引起之酸中毒。
   (2) 注射對於膀胱、腎盂、腎臟內之粘膜、細尿管之上皮細胞亦呈酸中毒效果。
   (3) 可以中和呈酸性之靜脈注射液。
3. 副作用 (轉經證)：過量投與有下列症狀：血紅素減少、紅血球減少、鹼中毒、發熱、全身發冷、貧血、噁心、強直性痙攣、脈搏減慢現象。

圖解碳酸氫鈉之一藥一主證
增液湯證

轉經證：陽明溫病
週後證型：陽明溫病

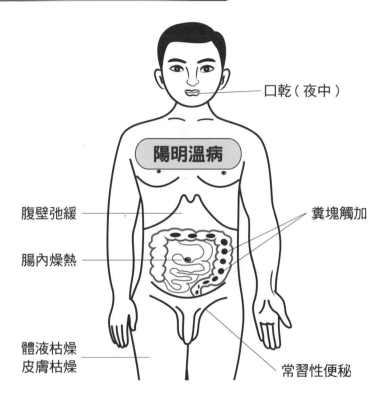

口乾（夜中）

陽明溫病

腹壁弛緩

腸內燥熱

糞塊觸加

體液枯燥
皮膚枯燥

常習性便秘

參考文獻：

1. Bjerneroth G. Alkaline buffers for correction of metabolic acidosis during cardiopulmonary resuscitation with focus on Tribonat--a review. *Resuscitation.* 1998 Jun; 37(3): 161-71. Review.

2. 於建軍，耿傑. 增液湯應用舉隅 [J]. 山東中醫雜誌. 1995; 10: 444-5.

3. 王君，仝小林，李純，王坤，遲永春，葉智文，楊夢蘭. 增液湯抑制幼鼠胸腺細胞凋亡作用的機製探討 [J]. 中國中西醫結合雜誌. 2003; 1: 36-40.

7. 維生素 K(Vitamin K)

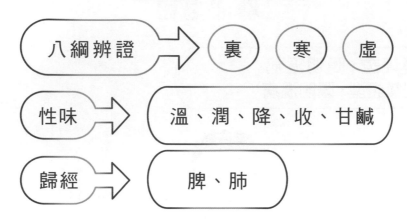

八綱辨證 ➡ 裏　寒　虛

性味 ➡ 溫、潤、降、收、甘鹹

歸經 ➡ 脾、肺

中藥藥性觀點：

1. 運用方法：益營攝血。

2. 適用範圍：益營攝血。用於脾胃虛弱，生營不足而脾不統、營不約
   之各種出血症。

3. 注意事項：抗生素其藥苦、辛、大寒，若抗生素服用過多，而致脾
   胃虛弱，生營不足，脾不統血。依現代醫學解釋為抗生素服用過多，
   致腸內細菌不平衡，無法製造維生素 K_2，而致出血。

西藥藥理觀點：

1. 效能：凝血。

2. 藥理作用：

   (1) 催化肝合成凝血因子 (prothrombin) 促凝血，加快其速率。

   (2) 將麩胺酸轉化為 γ-carboic 麩胺酸，參與生化酵素反應。

3. 副作用 (轉經證)：血栓。

桃紅四物湯證

轉經證：心血瘀阻
週後證型：心血瘀阻

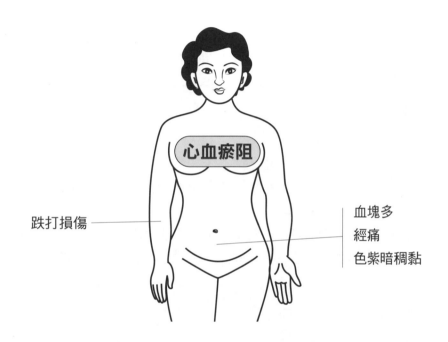

心血瘀阻

跌打損傷

血塊多
經痛
色紫暗稠黏

參考文獻：

1.Merli GJ, Fink J. Vitamin K and thrombosis. *Vitam Horm.* 2008; 78: 265-79. Review.

2.Jin J. Inhibitory effect of taohong siwu decoction on collagen crosslinking, hyaluronic acid cleavaging and lipid peroxidation. *Zhongguo Zhong Yao Za Zhi.* 1994 Nov; 19(11): 680-3, 703. Chinese.

8. 鐵劑 (Ferrous sulfate， Ferrous gluconate)

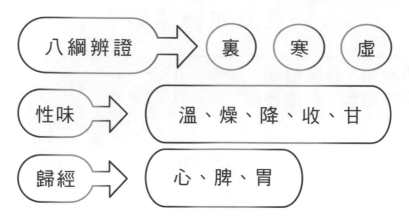

| 八綱辨證 | ⇒ | 裏 | 寒 | 虛 |

| 性味 | ⇒ | 溫、燥、降、收、甘 |

| 歸經 | ⇒ | 心、脾、胃 |

中藥藥性觀點：

1. 運用方法：養血益營。
2. 適用範圍：顧護營血。用於脾不統、營不約或熱迫血行，血溢絡外之吐衄發斑等，及正氣本虛復加邪毒而營血敗壞之寒戰高熱，頭疼嘔吐，面色蒼白黃疸等。
3. 注意事項：鐵的吸收部位主要在十二指腸和空腸上段，故初期服用會導致胃火熾盛之證型，長期服用將轉變成胃陰不足之證型。

西藥藥理觀點：

1. 效能：缺鐵性貧血。
2. 藥理作用：輔助鐵離子釋放，讓運鐵蛋白運送到骨髓，提供合成血色素。
3. 副作用 (轉經證)：頭重、頭痛、暈眩、心悸亢進、嘔氣、噁心、熱感、發疹、休克、倦怠。

圖解鐵劑之一藥一主證

玉女煎證

轉經證：胃火熾盛
週後證型：胃陰不足

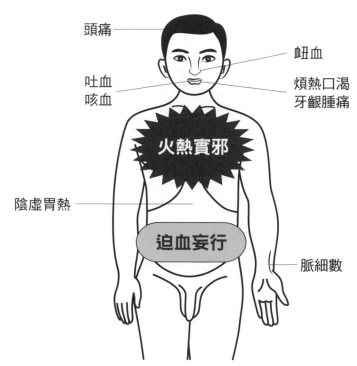

頭痛
衄血
吐血
咳血
煩熱口渴
牙齦腫痛
火熱實邪
陰虛胃熱
迫血妄行
脈細數

參考文獻：

1. Anderson GD, Yuellig TR, Krone RE Jr. An investigation into the effects of oral iron supplementation on in vivo Hemoccult stool testing. *Am J Gastroenterol.* 1990 May; 85(5): 558-61. Review.

2. Mann KV, Picciotti MA, Spevack TA, Durbin DR. Management of acute iron overdose. *Clin Pharm.* 1989 Jun; 8(6): 428-40. Review. Erratum in: *Clin Pharm* 1989 Oct; 8(10): 690.

9. 維生素 A(Vitamin A)

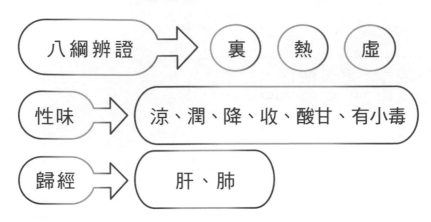

八綱辨證 ⟹ 裏　熱　虛

性味 ⟹ 涼、潤、降、收、酸甘、有小毒

歸經 ⟹ 肝、肺

中藥藥性觀點：

1. 運用方法：養肝潤肺。

2. 適用範圍：

(1) 潤肺。用於肺陰虛而易招外邪之反復發熱，頭疼，咳嗽氣促，及肺虛無以外合皮毛之皮膚粗糙，毛髮枯槁，無以上注於目之白睛乾澀不適等。

(2) 養肝，用於肝陰不足，無以上注於目之視物昏花，夜盲等。亦用於肝燥傷脾之惡心厭食，腹瀉等。

3. 注意事項：為油溶性維他命，不宜攝取過多。

西藥藥理觀點：

1. 效能：維他命乏狀況的治療。

2. 藥理作用：

(1) 由於維他命 A 增加 RNA 蛋白質，固醇，粘多醣和膽固醇的合成，而且為視紫質的形成所需，視些質是一種對光敏感的色素，直接作用在視網膜細胞，促進眼睛視覺色素週期性的合成，增加光的敏感度，維持正常視覺機能。

(2) 對皮膚的作用在上皮細胞組織，促使體內紅視紫質再生作用，預防皮膚表皮色素沉著，因此對皮膚毛囊的角化過度與皮膚的萎縮而導致皮膚乾燥的形成俱療效。又可促進傷口之癒合。

3. 副作用(轉經證)：腹痛，嘔吐，食慾不振，肝與脾腫大，黃疸，白血球減少。

10. 維生素 B₁(Vitamin B₁)

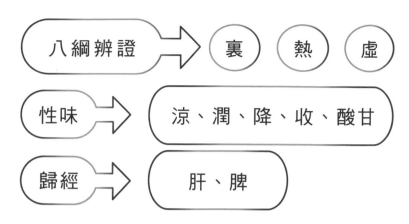

八綱辨證 ➡ 裏　熱　虛

性味 ➡ 涼、潤、降、收、酸甘

歸經 ➡ 肝、脾

中藥藥性觀點：

1. 運用方法：潤燥止痙。
2. 適用範圍：養血潤燥。用於血虛氣燥，血不榮肌膚之皮膚粗糙，手足乾裂脫皮等。
3. 注意事項：為水溶性維他命，不易產生副作用。

西藥藥理觀點：

1. 效能：預防和治療 Thiamine 缺乏症，如腳氣病，酒精中毒。
2. 藥理作用：與 ATP 交互作用，形成 Thiamine Pyrophosphate，此為碳水化合物代謝所必需。
3. 副作用(轉經證)：熱感，搔癢，出汗，噁心，焦慮不安，虛弱，蒼白，發紺，肺水腫，血管神經性水腫，心血管虛脫。

11. 維生素 B₂(Vitamin B₂)

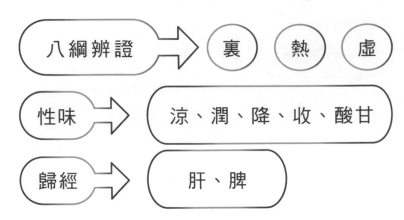

中藥藥性觀點：

1. 運用方法：潤燥止痙。
2. 適用範圍：清養營血。用於營血虧虛之面色蒼白，萎黃，困倦乏力或心失所養之胸悶心慌，或營不約血之吐衄便血，或筋脈失養之肢體麻木疼痛；或陰虛內熱，虛火上炎之低熱綿綿頑固性口瘡舌疼等。
3. 注意事項：為水溶性維他命，不易產生副作用。

西藥藥理觀點：

1. 效能：
   (1) 預防和治療缺乏 (核黃素缺乏病 "Riboflavinosis") 所引起之咽痛、舌炎、口腔炎、唇炎、脂溢性皮膚炎。
   (2) 肌強直痙攣，角膜的血管形成畏光。
2. 藥理作用：
   (1) 會轉變成 FMN 或 FAD- 它們為含 Riboflavin，具生理活性的輔 Flavin mononucleotide(FMN) 與 Flavin adenine(Flavoproteins) 在作用上扮演一個重要的代謝角色。
   (2) 維他命 B₂ 為生長促進，碳水化合物代謝及氧化還原所不可缺乏重要維他命的一種。
3. 副作用 (轉經證)：使用後，尿液有呈黃色之現象，並無害處。

12. 維生素 B₆(Vitamin B$_6$， Pyridoxine)

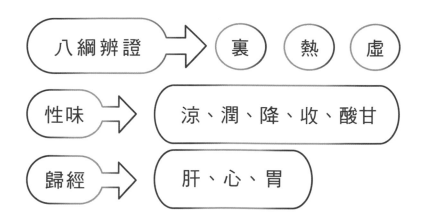

中藥藥性觀點：

1. 運用方法：潤燥止痙。
2. 適用範圍：
   (1) 舒肝和胃。用於因放射線或妊娠引起的肝胃不和之嘔吐噁心，納差脅疼等。
   (2) 舒筋和絡，潤燥止痙。用於因經絡為邪所阻，筋脈失養之肢體麻木，痙攣疼痛或角弓反張，攝口吊睛等。
   (3) 滋陰潤燥，除煩止癢。用於陰血不足之低熱乏力，困倦失眠，虛煩懊惱以及血虛風燥之搔癢不安，或素體陰虛復加胎熱過盛之孕婦心煩口渴，陰部搔癢，小便頻多等。
3. 注意事項：為水溶性維他命，不易產生副作用。

西藥藥理觀點：

1. 效能：痤瘡脂漏性皮膚炎，其他如口角炎浮腫性舌炎、口內炎、貧血、顆粒球減少症、血小板減少性之紫斑病、妊娠時之噁心嘔吐、肌萎縮性側索硬化症、重症肌無力症、癲癇等。
2. 藥理作用：在體內專司氨基酸乃至蛋白質代謝的主要機構。可改善人體缺之 B₆ 時，所發生的舌炎、頰粘膜發紅、疼痛、腫脹及皮膚之變化，即表皮之鱗屑化而致之脂漏性皮膚障礙，特別在眼、鼻、口之周圍較為顯著及口角，外眼角破裂等，尚有淋巴球減少，皮膚發疹盛期之好酸球增多等現象

3. 副作用 (轉經證)：

(1) 感覺異常、嗜眠、顏面發紅、減低血中葉酸的濃度。Pyridoxine 會加速 L-Dopa 的末梢代謝作用，因而降低 L-Dopa 的效果。

(2) 可用 Pyridoxine 來預防，Chloramphenicol 引起的視神經炎。

(3) 服用 Iso-niazid 的病人常發生 Pyridoxine 缺乏症，服用口服避孕藥和某些其他藥物也常發生。

13. 維生素 B$_{12}$

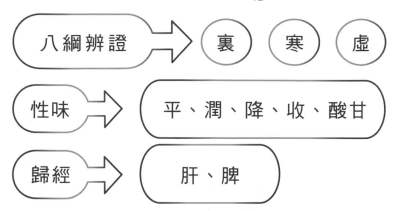

八綱辨證 ➡ 裏　寒　虛

性味 ➡ 平、潤、降、收、酸甘

歸經 ➡ 肝、脾

中藥藥性觀點：

1. 運用方法：活血養血。
2. 適用範圍：
   (1) 養血。用於血不養神之神智倒退，肝虛筋脈失養之手足顫抖。
   (2) 活血通絡。用於經絡為邪阻，氣血不通，或血虛經絡失養之肢體麻木疼痛或癱瘓無力等。
3. 注意事項：為水溶性維他命，不易產生副作用。

西藥藥理觀點：

1. 效能：
   (1) 治療由於胃腸吸收受損造成之維他命 B12 缺乏症，預防由於需要量增加或不適當的飲食攝取所引起之維他命 B12 缺乏症。
   (2) 對惡性貧血、營養不良之巨細胞性貧血有效。
2. 藥理作用：係 Cyanocobalamin(CN-B$_{12}$) 在體內變成 Hydroxocobalamin(OH-B$_{12}$) 與蛋白結合而貯留於肝臟才能發揮生理作用，為正常生長和發育，細胞生殖，造血，以及核蛋白和髓鞘 (Myelin) 合成所必需的。
3. 副作用 (轉經證)：暫時性下痢、搔癢、發疹、潮紅、身體腫脹的感覺，末梢血管栓塞、肺水腫、鬱血性心臟衰竭、低鉀血症、猝死、嚴重視神經萎縮、過敏反應。
   　　氯化鉀會損害本品的胃腸吸收；氯黴素會拮抗本品的療效反應。

14. 維生素 C(Vitamin C)

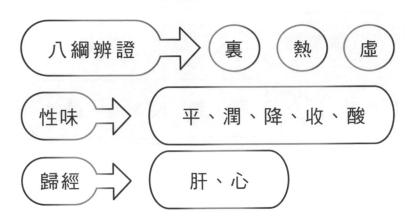

中藥藥性觀點：

1. 運用方法：滋養營血。

2. 適用範圍：

  (1) 滋養營血。用於脾胃虛弱，生營不足，或久病耗傷之面色蒼白，食慾減退，性情煩躁及營不運血，經氣不利之下肢疼痛拒按，營不約血而血出絡外之齒衄，關節瘀斑，結膜下出血等。

  (2) 護正解毒。用於多種中毒症及多種傳染病的輔助治療。

  (3) 安蛔止痛。本品味酸，酸能安蛔而用於蛔蟲竄擾之腹痛症。

3. 注意事項：為水溶性維他命，不易產生副作用。

西藥藥理觀點：

1. 效能：

  (1) 維他命缺乏症是由於維他命 C 供應不足或需要量增加 (如：由於發熱、代謝作用提高、妊振、授乳期、生長期)，或由於胃腸疾患者對維他命 C 吸收力之減低。尿液的酸化，通常可併用尿液抗感染劑。

  (2) 內科：壞血病，增強對感染之抵抗力，病後康復，補給營養。

  (3) 牙科：齒齦出血。

2. 藥理作用：可以幫助體內產生一種膠質，是傷口復原的必須物質；也可幫助身體對鐵質的吸收，主要用來治療壞血病。

3. 副作用 (轉經證)：

(1) 偶爾會產生頭痛拉肚子的症狀。

(2) 不能完全依靠藥物來補充維生素 C，應多攝取含維生素 C 的食物或水果，而且要有均衡的飲食習慣；此藥會隨尿液排出，多吃無益。若是對藥物過敏，或是患有糖尿病、甲狀腺機能亢進、癌症、腎臟病、痛風，應多加注意用藥。

15. 維生素 D(Vitamin D)

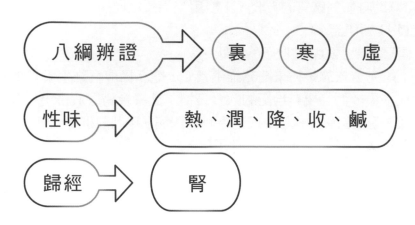

中藥藥性觀點：

1. 運用方法：補腎健骨。

2. 適用範圍：補腎健骨，用於因先天不足，居處陰寒而腎虛骨弱之小兒方顱，雞胸，O 型腿，X 型腿。

3. 注意事項：本品性熱，過用久用可至邪火內動而高熱頭疼，口渴多尿，脫水等。

西藥藥理觀點：

1. 效能：預防和治療維他命 D 缺乏症，從屬維他命 D 之佝僂症，家族的血磷酸鹽過少症，與副甲狀腺官能不足有關之低鈣血症，慢性腎衰竭，治療、慢性、潛伏型的手術後強痙病與原發性強痙病。

2. 藥理作用：

   (1) 在肝臟轉化成 Calcifediol，然後移轉到腎臟轉化成 Calcitriol 和 24, 25-Dihydroxycholecalciferol，Calcifediol 顯現代謝的活性，促進鈣和磷從小腸的活性吸收，和增進腎小管的再吸收。

   (2) 增加血中鈣和磷的濃度因而維持在適當範圍，供神經肌肉活性，骨骼的礦物化，和其他需鈣的。

3. 副作用 (轉經證)：過量攝取：

(1) 骨齒：骨齒之異常。

(2) 精神神經系：興奮，不眠，頭痛，發汗，口渴。

(3) 胃腸：食慾不振，噁心，嘔吐，便秘，下痢。

(4) 腎臟：夜尿症，氮血症，腎障礙，多尿。

(5) 循環器：高血壓。

(6) 皮膚：皮膚乾燥。

(7) 肌肉：肌肉痛、肌緊張低下。

(8) 其他：體重減少，全身倦怠感，發熱高鈣血症，智力遲鈍，侏儒症。

4. 使用禁忌：高鈣血症，血磷酸鹽過多，營養吸收障礙症候群，維他命 D 過多症，腎功能受損，血磷酸鹽過多之腎性骨發育不全。

16. 維生素 E(Vitamin E)

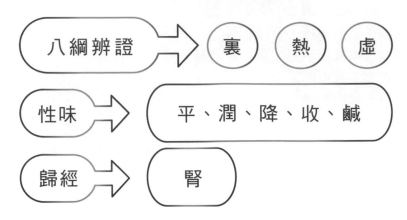

八綱辨證 ➡️ 裏　熱　虛

性味 ➡️ 平、潤、降、收、鹹

歸經 ➡️ 腎

中藥藥性觀點：

1. 運用方法：養心益腎。

2. 適用範圍：

(1) 益腎充精。用於因腎精虧少而男子陽萎，精少不育，女子滑胎，月經不調等。

(2) 養心安神，用於精虧，髓海空虛之頭暈，耳鳴，失眠多夢，記憶力減退，煩躁不安或嗜睡神疲，或肢體麻木，運動遲緩等。

(3) 抗衰老。

3. 注意事項：為油溶性維他命，不宜攝取過多。

西藥藥理觀點：

1. 效能：維他命E缺乏症、中老年人身體機能衰退、不孕及習慣性流產、動脈硬化症、靜脈血栓症、血栓性靜脈炎、末梢循環障礙 (間歇性跛行症)、凍瘡、四肢冷感症，妊娠機能障礙 (排卵障礙) 等。

2. 藥理作用：

(1) 可促進末梢循環、強化血管壁、提高氧的利用效率及賦活內分泌系。

(2) 由於其具抗氧化性質，可預防細胞之組成分和產物發生氧化作用。在酵素反應裡，會保護紅血球細胞免於溶血，促進維他命 A 的利用和干擾血小板的凝集作用。

3. 副作用(轉經證)：服用大量本藥，會產生胃腸方面的障礙或是倦怠的現象。

17. 葉酸 (Folic acid)

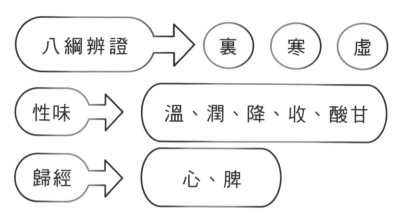

中藥藥性觀點：

1. 運用方法：養血潤燥。
2. 適用範圍：和脾潤燥，用於秋燥之邪，傷脾敗胃而濕濁逆亂之嘔吐腹瀉，貧血，發熱等。
3. 注意事項：磺胺藥會拮抗葉酸合成，故不可和磺胺藥併用。

西藥藥理觀點：

1. 效能：
   (1) 酒精中毒、熱帶口瘡葉酸缺乏症。
   (2) 巨紅血球貧血、與營養吸收障礙有關之巨胚紅血球貧血、懷孕的妊娠性貧血。
2. 藥理作用：在體內會轉化成正常紅血球生成和核蛋白合成所必須的Tetrahydrofolic acid。
3. 副作用(轉經證)：可能會產生噁心、紅斑、搔癢感、全身倦怠、浮腫、體重減輕、亢奮、抑鬱、心智混亂等。

附 錄

表 1. 抗微生物用藥之一藥一主證

西藥	分類或藥名	轉經證	週後證型	對證方劑
抗病毒藥	Virustatic agentis	上熱下寒	肝腎不足	六味地黃丸
抗毛滴蟲藥	Antitrichomonal agent			
氨基糖苷類	Aminoglycoside			
四環黴素	Tetracycline			
大環內脂類	Macrolide			
喹諾酮類	Quinolone			
青黴素	Penicillin	陽明熱證	氣陰兩傷	白虎加人參湯
頭孢菌素	Cephalosporine			
異煙酸酊	Isoniazid	上熱下寒	肝腎不足	杞菊地黃丸 + 維生素 B_6
利福黴素	Rifamycin			杞菊地黃丸
乙胺丁醇	Ethambutol			
磺胺藥	Sulfonamide			六味地黃丸

表 2. 循環系統用藥之一藥一主證

西藥	分類或藥名	轉經證	週後證型	對證方劑
利多卡因	Lidocaine	心肺氣虛	氣陰不足	生脈散
鈣離子阻斷劑	Calcium channel blocker，CCB	上熱下寒	裏熱虛	炙甘草湯
氨甲環酸	Tranexamic acid	心血瘀阻	心血瘀阻	桃紅四物湯
保鉀性利尿劑	Spironolactone	腎不納氣	腎陽不足	桂附八味丸
塞嗪類利尿劑	Thiazide diuretics	上熱下寒	肝腎不足	六味地黃丸
髓袢類利尿劑	Loop diuretics			
毛地黃	Digoxin	心血不足	心脾兩虛	歸脾湯
促紅血球生成素	Erythropoietin，EPO	火熱實邪	迫血妄行	玉女煎
潘生丁	Dipyridamole		血虛而燥	芎歸膠艾湯
華法林	Warfarin	肝陰虛	血虛	

西藥	分類或藥名	轉經證	週後證型	對證方劑
降血脂藥	Antihyperlipidemia drugs			杞菊地黃丸
血管收縮素酶抑制劑	Angiotensin converting enzyme inhibitor，ACEI	上熱下寒	肝腎不足	麥味地黃丸
血管收縮素受體阻斷劑	Angiotensin receptor blockers，ARBs			六味地黃丸
乙型阻斷劑	β block drug	心肺氣虛	氣陰不足	生脈散
甲型阻斷劑	α block drug	少陽兼裏寒虛	心脾氣血不足	小建中湯
亞硝酸劑	Nitroglycerin	虛火上逆	裏熱虛	溫清飲
烟酸	Nicotinic acid，niacin	火熱實邪	迫血妄行	玉女煎
尿激酶	Urokinase	氣虛不能攝血	血虛	芎歸膠艾湯
氟桂利嗪	Flunarizine	心血不足	心脾兩虛	歸脾湯

表 3. 內分泌系統用藥之一藥一主證

西藥	分類或藥名	轉經證	週後證型	對證方劑
腎上腺素	Adrenaline	陰虛陽亢	（靜脈輸注）亡陰	麥門冬湯
抗甲狀腺素	Thionamide durg	心肺不足	上焦陽虛	生脈散
甲狀腺素	Thyroxine	心包火炎	上焦蘊熱	清心蓮子飲
黃體酮	Progesterone	上熱下寒	肝腎不足	六味地黃丸
乙烯雌酚	Diethylstilbestrol			
縮二胍類	Biguanide drug	（代償）陽亢	（迴饋）陰虛	
胰島素	Insulin	表虛	氣虛	玉屏風散
磺基尿素類	Sulphonylurea drug	（代償）陽亢	（迴饋）氣血兩虛	桂附八味丸
副腎皮質素	Steroid hormone	（初）陰虛	（後）陽虛	濟生腎氣丸
別嘌呤醇	Allopurinol	陽明少陰證	溼熱互結	猪苓湯 +500cc 水
秋水仙素	Colchicine	太陽蓄水證	外表內飲	五苓散 +500cc 水
威而剛	Sidenafil	火熱實邪	迫血妄行	玉女煎

表 4. 消化系統用藥之一藥一主證

西藥	分類或藥名	轉經證	週後證型	對證方劑
胃復安	Metoclopramide	陽邪入裏	四肢逆而不溫	四逆散
H₂ 阻斷劑	H₂ block drug	肝腎陰虛	熱入血分	一貫煎
氫幫浦拮抗劑	Omeprazole			
抗膽鹼藥	Anticholinergic drug	脾胃陰傷	氣陰兩虛	麥門冬湯
水飛薊	Silymarin	少陽證	肝鬱氣滯	小柴胡湯
阿托品	Atropine	氣陰兩虛	(靜脈輸注) 亡陰	麥門冬湯
有機磷	Organophosphate	亡陽	死證	阿托品 +PAM
甘草酸	Glycyrrhizic acid	痰飲	裏實證	茯苓
番瀉葉苷	Sennoside	陽明溫病	陽明溫病	增液湯
蓖麻油	Castor oil			

表 5. 呼吸系統用藥之一藥一主證

西藥	分類或藥名	轉經證	週後證型	對證方劑
止咳藥	Dextromethorphan	脾胃陰傷	氣陰兩虛	麥門冬湯
茶葉鹼	Theophylline	火邪上炎	肝血不足	酸棗仁湯
去甲腎上腺素	Noradrenaline	心下痞滿	胃氣不和	半夏瀉心湯
抗組織胺	Antihistamine drug	肺胃陰傷	氣陰兩虛	麥門冬湯

表 6. 神經系統用藥之一藥一主證

西藥	分類或藥名	轉經證	週後證型	對證方劑
麻醉鎮痛藥	Morphine	肺胃陰傷	氣陰兩虛	麥門冬湯
對位胺基酚	Acetaminophan	陽邪入裏	四肢逆而不溫	四逆散
阿斯匹林	Aspirin	少陽發病	心脾氣血不足	小建中湯
解熱鎮痛消炎藥	Non-steroidal anti-inflammatory drugs，NSAID			

表 7. 精神用藥之一藥一主證

西藥	分類或藥名	轉經證	週後證型	對證方劑
抗精神病藥	Antipsychotic drugs			
左旋多巴	Levodopa			
二苯妥因	Diphenylhydantoin	臟躁證	臟躁證	甘麥大棗湯
三環抗憂鬱藥	Tricyclic antidepressants			
鎮靜安眠藥	Sedative-hypnotic drugs			

表 8. 維生素及電解質藥物之一藥一主證

西藥	分類或藥名	轉經證	週後證型	對證方劑
含鋁制酸劑	Aluminum salt	陽明溫病	陽明溫病	增液湯
含鎂制酸劑	Magnesium salt			增液湯 + 鈣
氯化鉀	Potassium chloride	心腎陽虛	(靜脈輸注)亡陽	四逆湯 + 排鉀劑
鈣鹽	Calcium salt	氣陰兩虛	(靜脈輸注)亡陰	生脈散 + 磷
葉酸	Folic acid	不明顯	不一定	四物湯
葡萄糖點滴	Dextrose(Glucose)	無	臟腑退化證	當歸補血湯
碳酸氫鈉	Sodium bicarbonate	陽明溫病	陽明溫病	增液湯
維生素 A	Vitamin A			
維生素 B_1	Vitamin B_1			
維生素 B_{12}	Vitamin B_{12}			
維生素 B_2	Vitamin B_2	不明顯	不一定	四物湯
維生素 B_6	Vitamin B_6			
維生素 C	Vitamin C			
維生素 D	Vitamin D			
維生素 E	Vitamin E			
維生素 K	Vitamin K	心血瘀阻	心血瘀阻	桃紅四物湯
鐵劑	Ferrous sulfate，Ferrous gluconate	胃火熾盛	胃陰不足	玉女煎

圖解西藥藥性之八綱分類

圖解西藥藥性之八綱分類

❶ 抗微生物用藥　　　表(裏)　　熱　　實

- 抗病毒藥【清熱解毒】
- 抗毛滴蟲藥【清熱解毒】
- 氨基糖苷類【清熱解毒】
- 四環黴素【清熱解毒】
- 大內脂類【清熱解毒】
- 喹諾酮類【清熱解毒】
- 青黴素【清熱解毒】
- 頭苞子菌素【清熱解毒】
- 異煙酸酊【清熱解毒】
- 利福黴素【清熱解毒】
- 乙胺丁醇【清熱解毒】
- 磺胺藥【清熱解毒】

❷ 循環系統用藥

❸ 內分泌系統用藥

❹ 消化系統用藥

❺ 呼吸系統用藥

❻ 神經系統用藥

❼ 精神用藥

❽ 維生素及電解質藥物

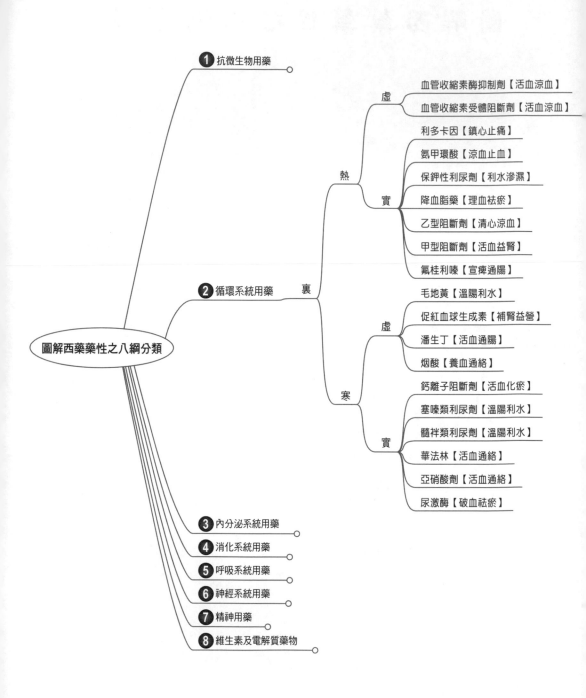

圖解西藥藥性之八綱分類

① 抗微生物用藥

② 循環系統用藥

裏

熱

虛
- 血管收縮素酶抑制劑【活血涼血】
- 血管收縮素受體阻斷劑【活血涼血】

實
- 利多卡因【鎮心止痛】
- 氨甲環酸【涼血止血】
- 保鉀性利尿劑【利水滲濕】
- 降血脂藥【理血祛瘀】
- 乙型阻斷劑【清心涼血】
- 甲型阻斷劑【活血益腎】
- 氟桂利嗪【宣痺通陽】

寒

虛
- 毛地黃【溫陽利水】
- 促紅血球生成素【補腎益營】
- 潘生丁【活血通陽】
- 烟酸【養血通絡】

實
- 鈣離子阻斷劑【活血化瘀】
- 塞嗪類利尿劑【溫陽利水】
- 髓袢類利尿劑【溫陽利水】
- 華法林【活血通絡】
- 亞硝酸劑【活血通絡】
- 尿激酶【破血祛瘀】

③ 內分泌系統用藥
④ 消化系統用藥
⑤ 呼吸系統用藥
⑥ 神經系統用藥
⑦ 精神用藥
⑧ 維生素及電解質藥物

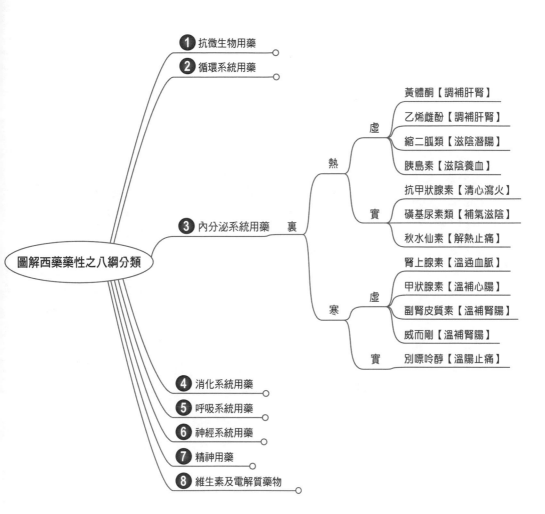

圖解西藥藥性之八綱分類

① 抗微生物用藥
② 循環系統用藥
③ 內分泌系統用藥 — 裏

熱
　虛
　　黃體酮【調補肝腎】
　　乙烯雌酚【調補肝腎】
　　縮二胍類【滋陰潛陽】
　　胰島素【滋陰養血】
　實
　　抗甲狀腺素【清心瀉火】
　　磺基尿素類【補氣滋陰】
　　秋水仙素【解熱止痛】

寒
　虛
　　腎上腺素【溫通血脈】
　　甲狀腺素【溫補心陽】
　　副腎皮質素【溫補腎陽】
　　威而剛【溫補腎陽】
　實
　　別嘌呤醇【溫陽止痛】

④ 消化系統用藥
⑤ 呼吸系統用藥
⑥ 神經系統用藥
⑦ 精神用藥
⑧ 維生素及電解質藥物

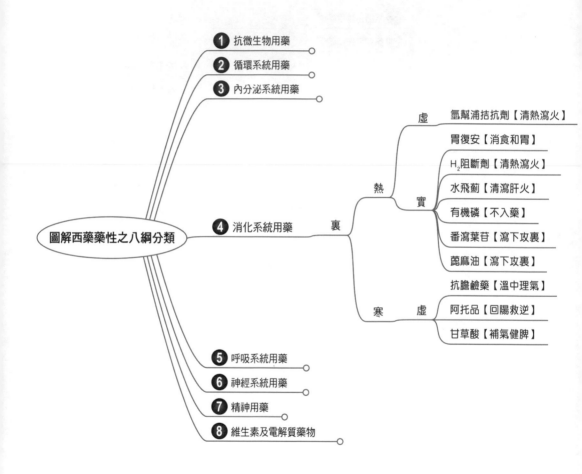

圖解西藥藥性之八綱分類

1 抗微生物用藥
2 循環系統用藥
3 內分泌系統用藥
4 消化系統用藥

裏

熱

虛　氫幫浦拮抗劑【清熱瀉火】

實
胃復安【消食和胃】
H_2阻斷劑【清熱瀉火】
水飛薊【清瀉肝火】
有機磷【不入藥】
番瀉葉苷【瀉下攻裏】
蓖麻油【瀉下攻裏】

寒　虛
抗膽鹼藥【溫中理氣】
阿托品【回陽救逆】
甘草酸【補氣健脾】

5 呼吸系統用藥
6 神經系統用藥
7 精神用藥
8 維生素及電解質藥物

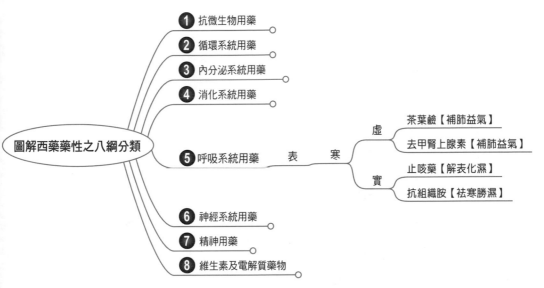

圖解西藥藥性之八綱分類

1 抗微生物用藥

2 循環系統用藥

3 內分泌系統用藥

4 消化系統用藥

5 呼吸系統用藥　表　寒

虛　茶葉鹼【補肺益氣】

去甲腎上腺素【補肺益氣】

實　止咳藥【解表化濕】

抗組織胺【祛寒勝濕】

6 神經系統用藥

7 精神用藥

8 維生素及電解質藥物

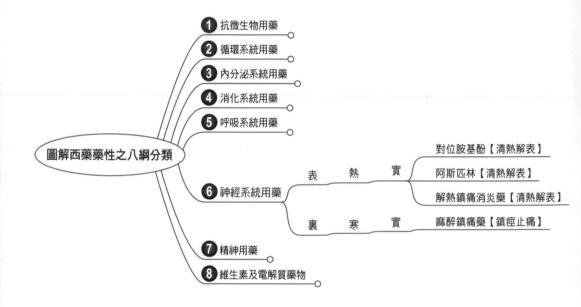

圖解西藥藥性之八綱分類

1 抗微生物用藥
2 循環系統用藥
3 內分泌系統用藥
4 消化系統用藥
5 呼吸系統用藥
6 神經系統用藥
7 精神用藥
8 維生素及電解質藥物

表　熱　實　對位胺基酚【清熱解表】
阿斯匹林【清熱解表】
解熱鎮痛消炎藥【清熱解表】
裏　寒　實　麻醉鎮痛藥【鎮痙止痛】

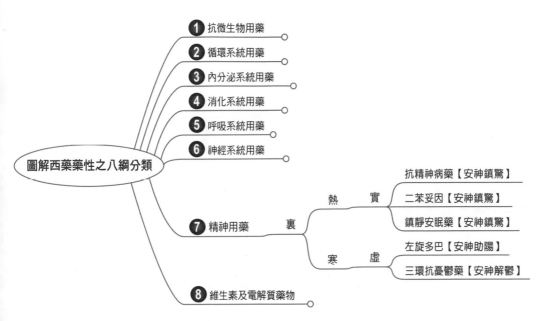

圖解西藥藥性之八綱分類

- ① 抗微生物用藥
- ② 循環系統用藥
- ③ 內分泌系統用藥
- ④ 消化系統用藥
- ⑤ 呼吸系統用藥
- ⑥ 神經系統用藥
- ⑦ 精神用藥　裏
  - 熱　實
    - 抗精神病藥【安神鎮驚】
    - 二苯妥因【安神鎮驚】
    - 鎮靜安眠藥【安神鎮驚】
  - 寒　虛
    - 左旋多巴【安神助陽】
    - 三環抗憂鬱藥【安神解鬱】
- ⑧ 維生素及電解質藥物

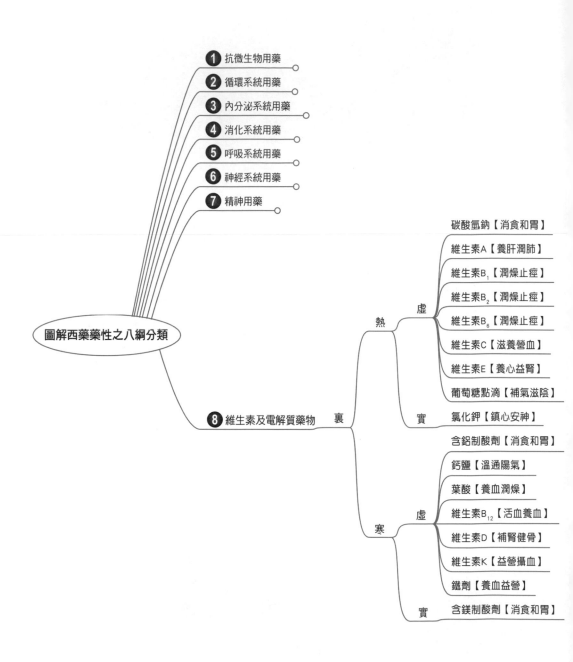

參 考 書 籍

1. 吳宗修：科學中醫，台北市：文光圖書有限公司，2004。
2. 陳長安：常用藥物治療手冊，新北市：全國藥品年鑑雜誌社，2007。
3. 魏茂、陳勝美：臨床藥品手冊，台北市：健康文化事業股份有限公司，2007。
4. 匡調元：中醫病理研究，台北市：文光圖書有限公司，1997。
5. 顏焜熒：圖解常用中藥處方，台北市：南天書局有限公司，1996。
6. 顏焜熒：圖式中藥處方八綱分類，台北市：南天書局有限公司，1995。
7. 顏焜熒：漢方醫學概論，台北市：台北醫學院生藥學研究所，1995。
8. 顏焜熒：常用中藥之藥理 (I ～ VI)，台北市：國立中國醫藥研究所，1970 ～ 1984。
9. 陳奇：中藥藥理實驗方法學，北京市：人民衛生出版社，1995。
10. 中藥藥理及運用，台北市：啓業書局，1986。
11. 中醫學基礎，台北市：啓業書局，1994。
12. 馬建中：中醫診斷學，台北市：國立編譯館，1996。

國家圖書館出版品預行編目 (CIP) 資料

中西醫結合藥性論：從中醫談西藥 / 吳宗修作.
-- 初版 .-- 臺中市：文興印刷，民 107.09
面； 公分 . -- (臨床中醫藥 ； 2)
ISBN 978-986-6784-33-0 (平裝)

1. 藥效　2. 中西醫整合

418.18　　　　　　　　　107014476

臨床中醫藥 02 (LC02)

中西醫結合藥性論：從中醫談西藥

出版者：文興印刷事業有限公司
地　　址：407 臺中市西屯區漢口路 2 段 231 號
電　　話：(04)23160278　傳真：(04)23124123
E-mail：wenhsin.press@msa.hinet.net
網　　址：www.flywings.com.tw

作　者：吳宗修
發行人：黃文興
總策劃：賀曉帆、黃世杰
美術編輯 / 封面設計：銳點視覺設計 (04)22428285

總經銷：紅螞蟻圖書有限公司
地　　址：114 臺北市內湖區舊宗路 2 段 121 巷 19 號
電　　話：(02)27953656　傳真：(02)27954100
初　　版：中華民國 107 年 9 月
定　　價：新臺幣 320 元整
I S B N：978-986-6784-33-0 (平裝)

歡迎郵政劃撥
戶　　名：文興印刷事業有限公司
帳　　號：22785595

《中西醫結合藥性論》跋

　　初次學習中西醫藥結合者，對於「一藥一主證」的概念可能會覺得新奇，筆者認為，此為學習中西醫藥者所應具備的基本概念。一般民眾遇上健康狀況，首選西醫西藥來解決身體不適，但西藥在臨床上雖然快速有效，副作用卻往往令人難以忍受，這些副作用乃是「證」的一種表現，若能運用「一藥一主證」的概念，既可同時解決患者「症狀」的問題，也可處理「證型」的問題。目前筆者嘗試將所有西藥，依其副作用及不良反應，歸納出藥性來，使所有的西藥也能和中藥一樣，分出性味及歸經，便於臨床治療使用，故在此提出「中西醫結合藥性論」。

　　本書係筆者在工作之餘所著，未盡完備之處，敬祈各位先進指正，並惠賜高教為導。